CHARLOTTE DEBEUGNY

MES PETITES

Routines

MINCEUR

pour perdre 5 kg

MARABOUT

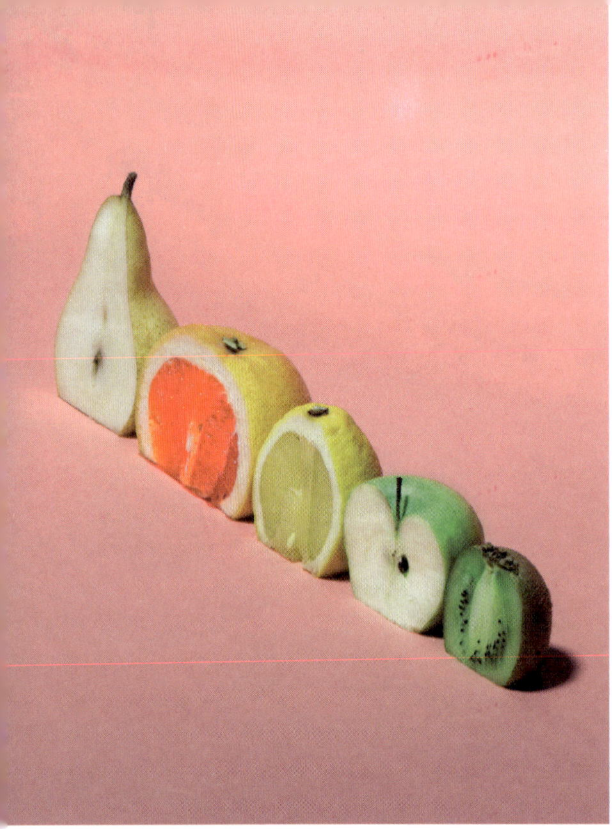

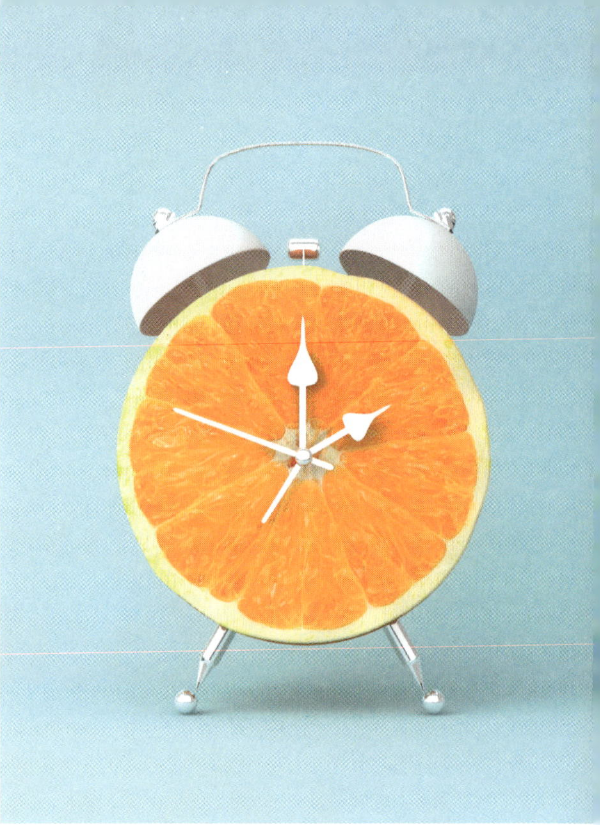

SOMMAIRE

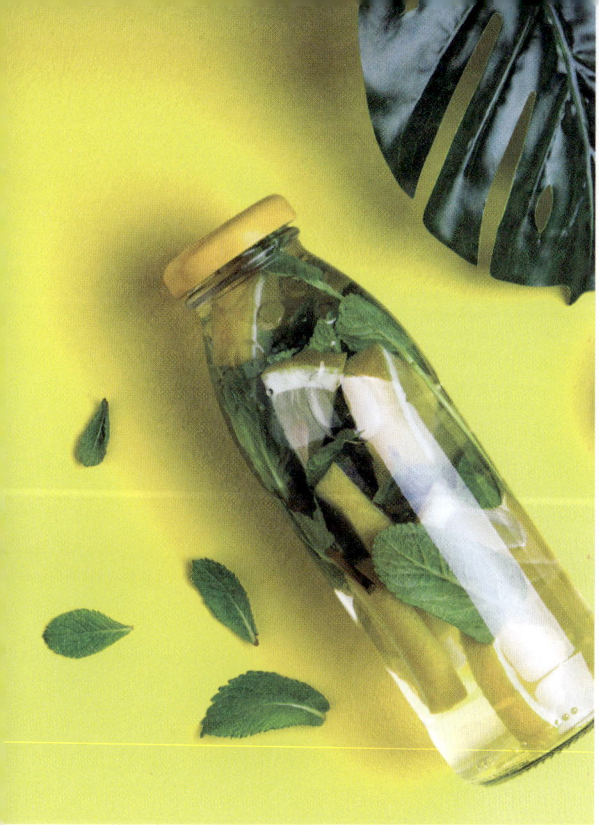

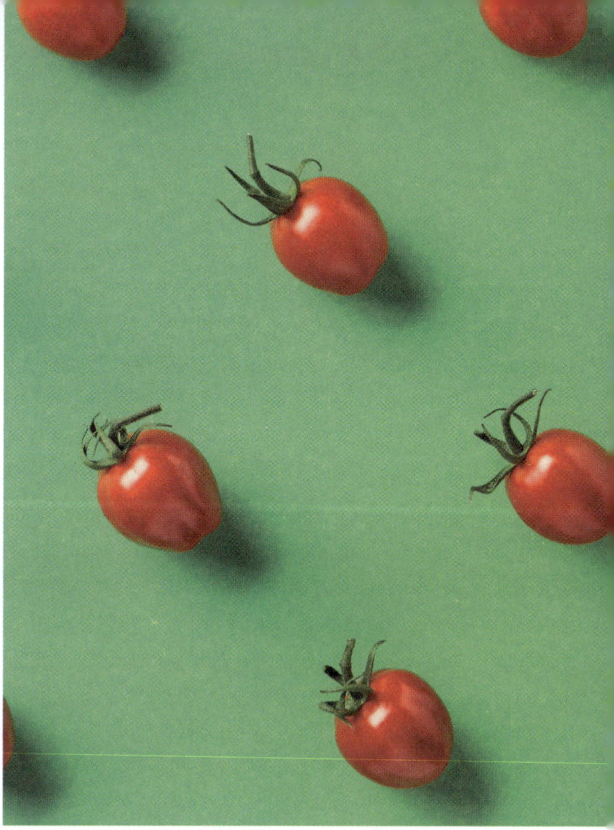

Semaine 3
PLAN D'ATTAQUE
MINCEUR

Semaine 4
STABILISER
SON POIDS

Intro

LES 7 CLÉS DU SUCCÈS

1

Faites simple

Plus l'alimentation est simple, plus elle a tendance à être facile à suivre sur le long terme.

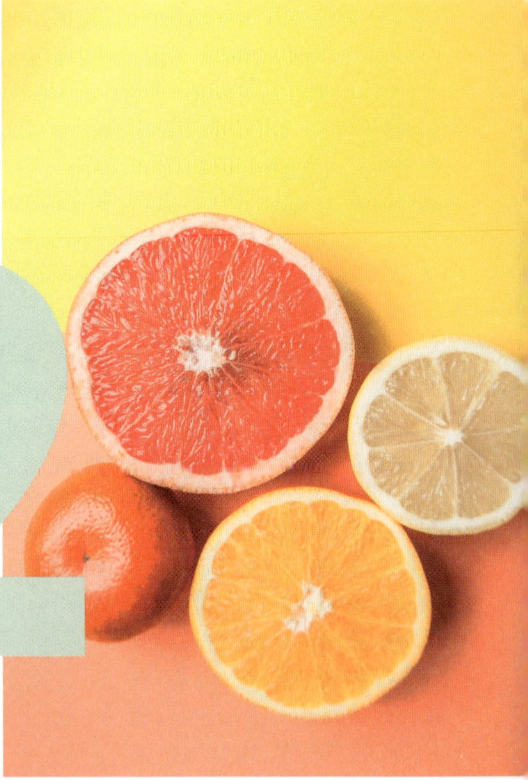

2

Fixez-vous des objectifs réalistes

En règle générale, une perte de poids de 5 à 10 % de votre poids corporel initial est un premier objectif réaliste. Si vous devez beaucoup maigrir, décomposer la perte en étapes de 5 % vous aidera à rendre l'objectif plus atteignable.

3

Prenez le contrôle !

À vous de contrôler votre alimentation plutôt qu'avoir l'impression que la nourriture vous contrôle. Élaborez vos propres stratégies pour vous protéger, gérer votre alimentation et rester sur la bonne voie.

4 Planifiez

La planification des repas doit être une priorité, car la gestion du poids est beaucoup plus difficile lorsque vous n'êtes pas préparé. Anticipez vos courses, vos menus, le temps dévolu à la cuisine.

5 Ne soyez pas parfait

Nous ne sommes pas parfaits. L'objectif est simplement de faire des choix sensés la plupart du temps en sachant pertinemment qu'il est normal d'avoir quelques occasions où ce n'est pas possible. Acceptez-le et compensez..

6 Bougez !

Il est possible de perdre du poids sans faire d'exercice, mais il est plus difficile de maintenir son poids sans intégrer l'activité physique dans sa routine quotidienne. En effet, l'exercice nous aide à maintenir notre masse musculaire, ce qui nous permet de continuer à brûler de l'énergie.

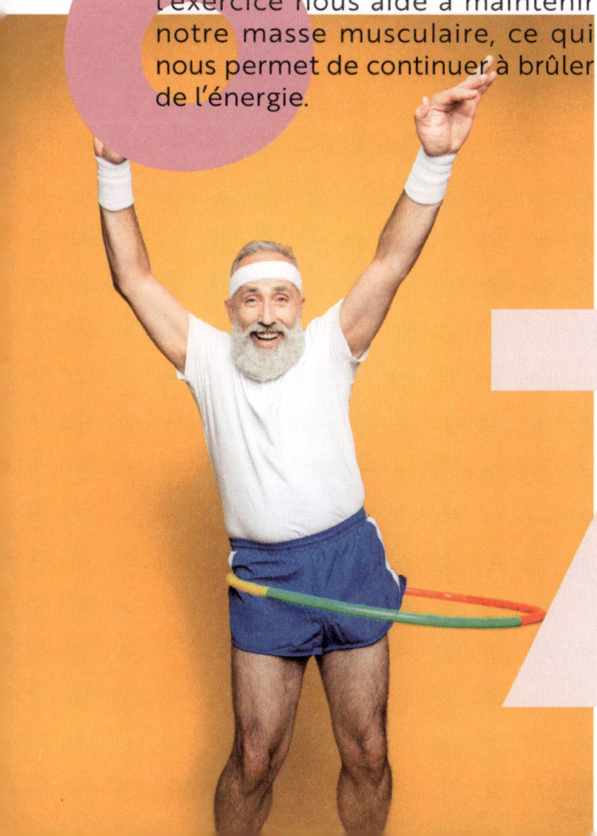

7 Expérimentez

La « nourriture diététique » ne doit pas être ennuyeuse ni fade. Nous n'avons pas non plus besoin de manger les mêmes aliments tous les jours – ce qui arrive souvent lorsque nous essayons de perdre du poids. Faites de l'exploration gastronomique dans votre cuisine ! Saveurs, herbes aromatiques, condiments, exotisme... soyez curieux !

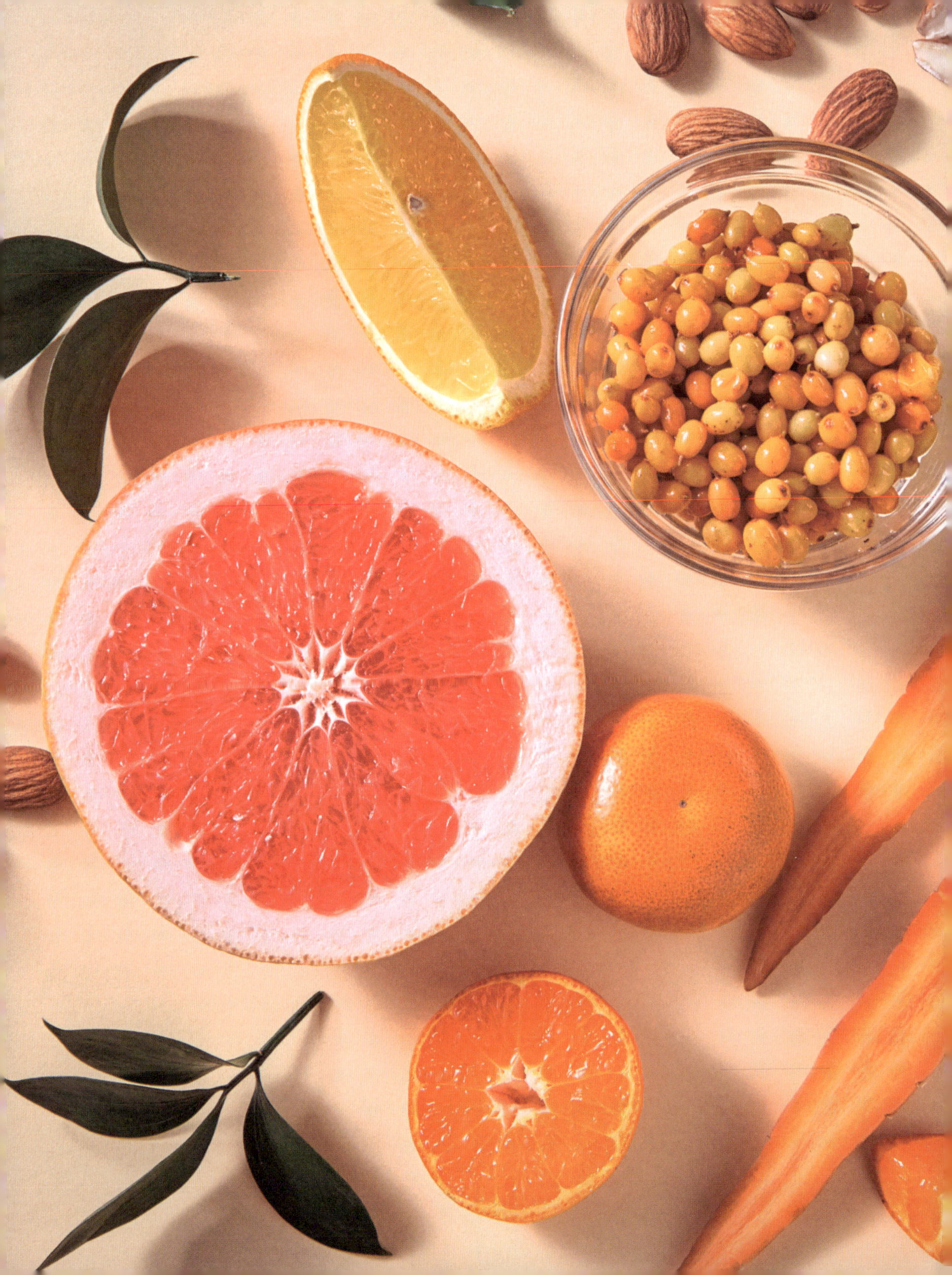

Semaine 1

LES BASIQUES DE LA PERTE DE POIDS

Au cours de cette première semaine, vous allez découvrir le rôle des groupes alimentaires, les tailles appropriées des portions et la notion de repas équilibrés au quotidien, le tout agrémenté de conseils d experts sur la façon de manger de manière saine et nourrissante sans avoir faim ! À chaque jour son astuce pour conduire le changement.
Vous aborderez également les premières étapes pour devenir plus actif, avec des suggestions pratiques pour bouger chaque jour.

Jour 1

QUE FAUT-IL CHANGER ?

Commencez par vous interroger sur votre comportement alimentaire. Qu'est-ce qui vous empêche de suivre un régime sain : le stress ? la fatigue ? ou est-ce tout simplement trop difficile ? L'objectif, pour ce premier jour, est double : comprendre vos propres obstacles personnels et mettre en place des stratégies simples pour vous aider à rester sur la bonne voie .

à SAVOIR

PETIT CHANGEMENT DEVIENDRA GRAND

Vous n'avez pas besoin d'apporter de grandes transformations à votre mode de vie qui seraient difficiles à suivre à plus long terme. Il suffit d'intégrer de petites améliorations dans votre alimentation quotidienne. L'objectif est de s'habituer à choisir des aliments sains la plupart du temps, sans ressentir ni privation, ni frustration. Plus le changement est petit, plus il est facile à réaliser !

5 raisons qui vous empêchent d'adopter une alimentation saine

- **Pas de temps :** entre les courses, le travail et la vie familiale, difficile de planifier des menus !
- **Pas l'énergie :** laver, peler et croquer une carotte après une grosse journée de boulot vous paraît insurmontable. Un paquet de biscuits, c'est bien plus simple....
- **Envie d'aliments riches en énergie :** pour compenser le manque de sommeil et parvenir à travailler.
- **Besoin d'une « récompense » :** rien de plus légitime après une journée stressante.
- **Manque d'intérêt pour les repas sains :** des légumes ? Pas très fun...

Les 4 piliers d'un régime équilibré

- **La variété :** chacun devrait consommer une large sélection de légumes, de fruits, de viandes et de poissons maigres, de céréales complètes, de légumineuses, tout en évitant les aliments trop transformés, sucrés, salés et gras.
- **La satiété :** une alimentation équilibrée privilégie les aliments qui vous nourrissent et vous apportent suffisamment d'énergie pour votre activité quotidienne.
- **Le plaisir :** trop souvent, les régimes sont associés à des aliments sans couleur et sans saveur qui mènent droit à l'échec.
- **L'option 80 % / 20 % :** visez une alimentation équilibrée la plupart du temps, tout en acceptant qu'il y ait quelques repas moins sains, avec plus de sucre, de gras, d'alcool (!) que d'habitude.!

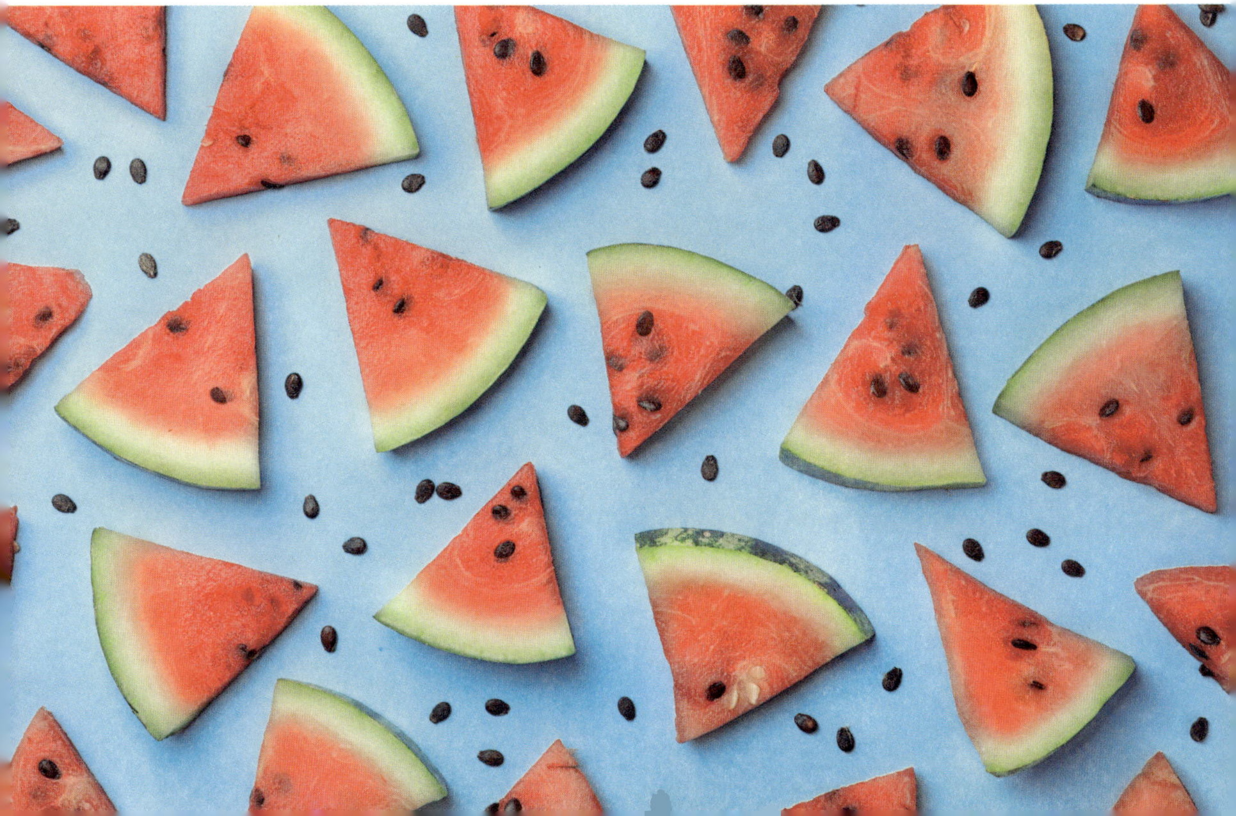

Jour 1

4 réflexes à adopter immédiatement

- Chaque soir, ajoutez un légume (frais, congelé ou en conserve) à votre dîner.
- Chaque jour, consommez une portion de fruit en dessert à midi ou le soir.
- Gardez au réfrigérateur quelques plats préparés de bonne qualité (Nutri-Score A ou B, voir page 34) pour les soirées où vous êtes trop fatigué pour cuisiner.
- Pensez à sortir respirer l'air frais plutôt que vous jeter sur la nourriture chaque fois que vous vous sentez stressé ou en colère.

Je bouge

C'est simple, la ligne à suivre, c'est **30 minutes d'activité modérée par jour** (marche, natation, vélo, jardinage, nettoyage, danse...). Et, si vous voulez pratiquer un exercice à haute intensité, comme le jogging, 75 minutes par semaine suffisent, et au maximum 150 minutes par semaine.

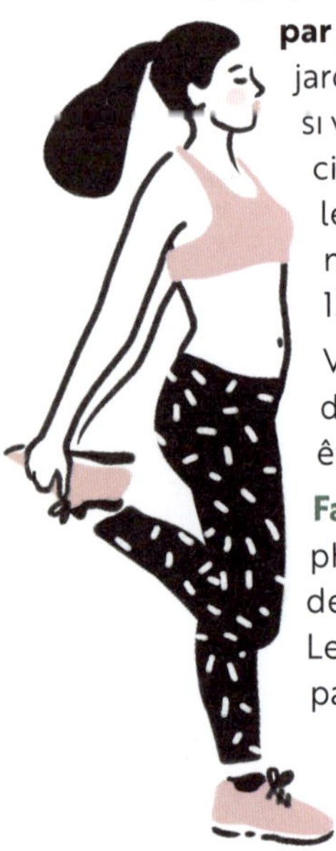

Vous vous sentez épuisé à la fin de la journée, mais à quel point êtes-vous vraiment actif ?

Faites le test : utilisez votre téléphone pour vérifier le nombre de pas accomplis chaque jour. Le but est de faire 10 000 pas par jour.

menu DU JOUR

PETIT DÉJEUNER

1 tranche de pain complet
1 c. à c. de purée d'amandes
1 fruit

DÉJEUNER

Steak haché ou steak végétal
Salade mixte

Dessert décalé
1 yaourt nature + 1 fruit

DÎNER

Les pâtes du bonheur

Recette rapide

LES PÂTES DU BONHEUR

Temps de préparation
5 minutes

Cuisson
15 minutes

Ingrédients (1 portion)
1 grosse poignée de pâtes sèches (idéalement complètes)
1 filet d'huile d'olive
1 petite courgette tranchée
2 tomates moyennes hachées
1 c. à c. de câpres (facultatif)
80 g de thon à l'huile d'olive émietté
Des olives noires
1 poignée de roquette
3 feuilles de basilic frais haché (ou ½ c. à c. de basilic séché)

Ces pâtes, qui peuvent être servies chaudes ou froides, constituent un excellent plat pour le dîner après une longue journée de travail – oui, vous pouvez manger des pâtes le soir !

- Faites cuire les pâtes selon les instructions figurant sur l'emballage.
- Environ 2 minutes avant la fin de la cuisson, ajoutez la courgette tranchée. Égouttez puis remettez les pâtes et la courgette dans la casserole, versez un filet d'huile d'olive et ajoutez tous les autres ingrédients. Faites chauffer pendant 2 minutes. Versez dans un bol et parsemez de roquette.

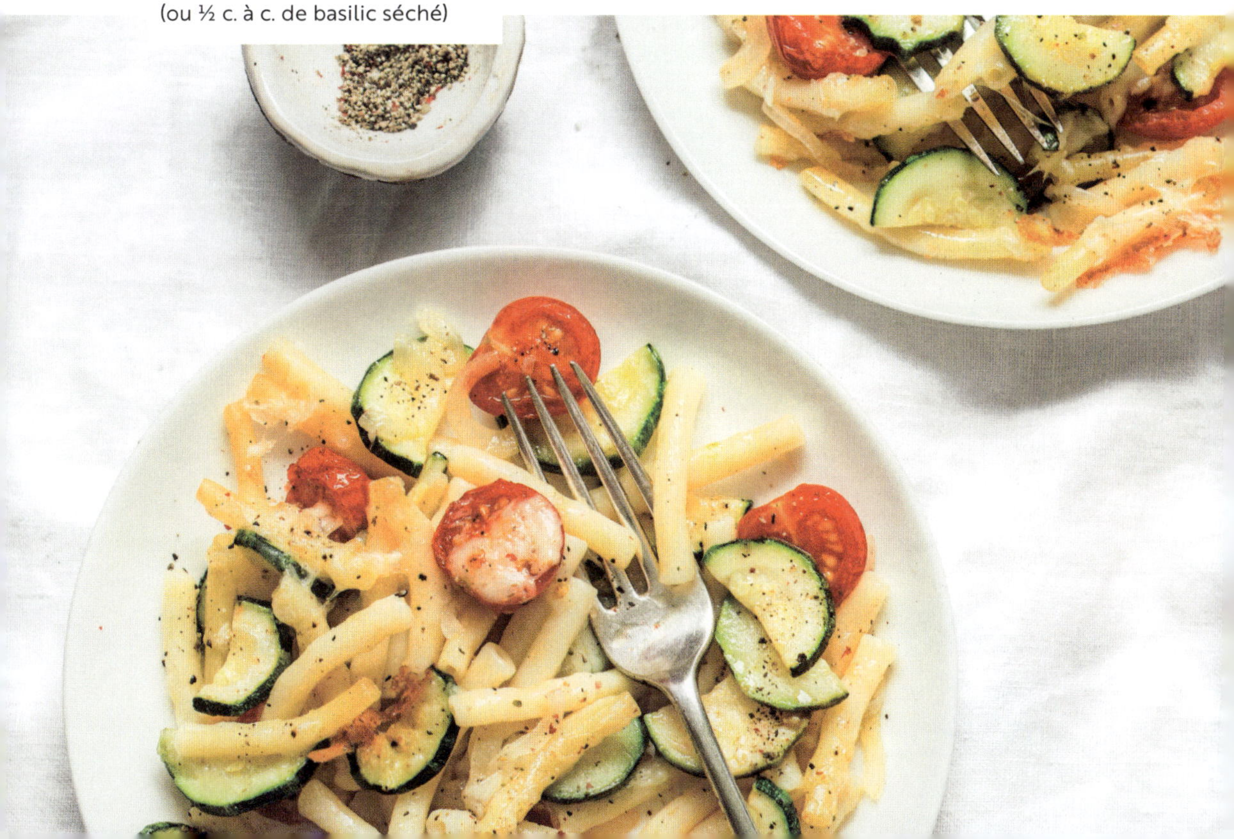

Jour 2

INCOLLABLE EN GROUPES ALIMENTAIRES

Même si vous connaissez la classification des groupes alimentaires et leurs fonctions, il est normal en grande partie à cause des informations contradictoires dont vous êtes bombardés que vous vous sentiez perdus sur ce que vous devez consommer ou pas. Y a-t-il encore un groupe alimentaire que l'on peut manger pour bien gérer son poids ? Au programme, il s'agit de démystifier ces groupes alimentaires !

Distinguez macro et micronutriments

Il est important de manger une variété d'aliments différents, car cela nous aide à satisfaire nos besoins en nutriments, micro et macro.

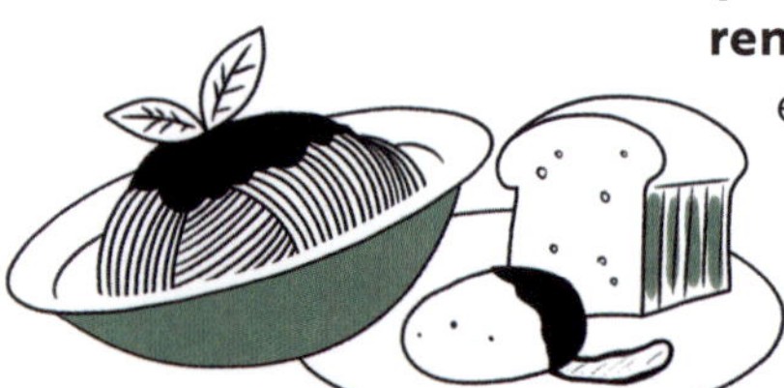

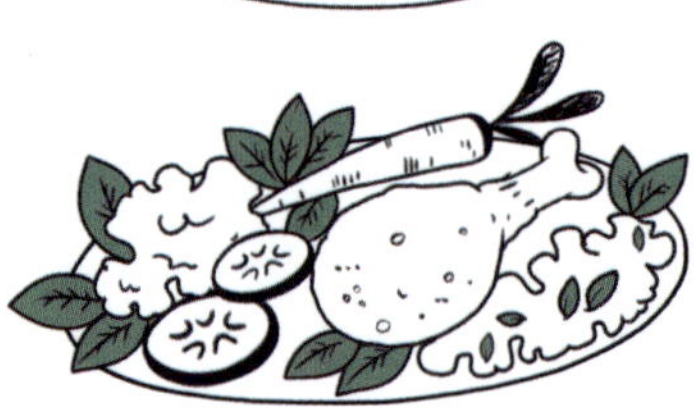

- **Un macronutriment** est un aliment dont nous avons besoin en quantité relativement importante pour rester en bonne santé. Il en existe trois : protéines, lipides et glucides.
- **Les micronutriments**, tels que les vitamines et les minéraux, sont des éléments dont nous avons besoin en petite quantité. Ils sont de véritables baguettes magiques impliquées dans tous les processus de l'organisme .

À chaque groupe sa fonction

GROUPE ALIMENTAIRE	SOURCE	FONCTION
Les protéines	La viande, le poisson, la volaille, les œufs, les légumineuses	La croissance, le maintien et la régulation de tous les processus dans notre corps.
Les lipides	Les graisses, comme le beurre et les huiles	Une source d'énergie concentrée, nécessaire pour « construire » certaines parties de nos cellules et soutenir notre production hormonale.
Les glucides	Le sucre et les céréales ainsi que les fruits et légumes	Nécessaires pour l'énergie.
Les fibres alimentaires	Les plantes : céréales, fruits, légumes, légumineuses, fruits à coque et graines	Elles aident à garder notre système digestif en bonne santé. Source de nourriture pour les bactéries du gros intestin, qui protègent notre santé intestinale.

à SAVOIR

DES CÉRÉALES OUI, MAIS COMPLÈTES !

Comme la gaine extérieure des céréales est la source la plus riche en fibres, les céréales raffinées dont la gaine extérieure a été enlevée contiennent moins de fibres que les céréales complètes. C'est pourquoi nous vous recommandons de choisir, dans la mesure du possible, des produits céréaliers complets tels que le pain complet ou les pâtes complètes. Ce n'est pas toujours possible, auquel cas, pour obtenir votre dose de fibres, vous pouvez simplement ajouter beaucoup de légumes à votre repas !

Jour 2

Fruits et produits allégés, la fin des mythes...

- **Zéro restriction sur les fruits et légumes !** Aucune autorité de santé publique n'a jamais suggéré de limiter la consommation de fruits.
- **Limitez les jus de fruits.** L'extraction du jus de fruits implique notamment la suppression des apports en fibres et en micronutriments. Seul le sucre reste présent... Dommage !
- **Produits allégés ou pas ?** À vous de choisir ! La recherche n'a pas démontré un avantage évident des produits allégés en gras par rapport aux produits entiers lorsqu'il s'agit de contrôler le poids, car la réduction de la teneur en matières grasses implique l'ajout d'autres éléments, tels que le sucre. Mais si vous avez l'habitude de manger des produits faibles en gras et que vous en profitez, continuez.

Je bouge

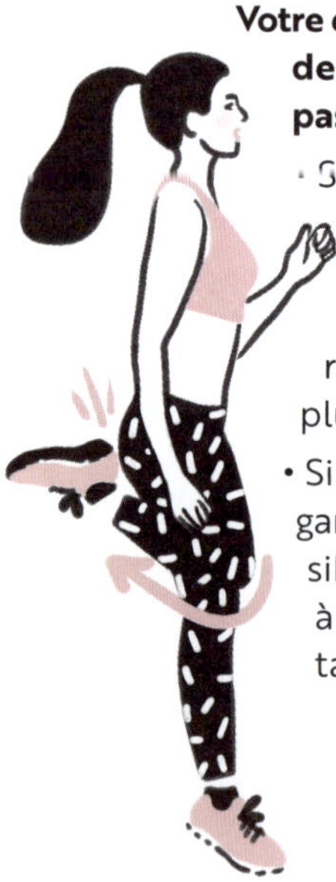

Votre objectif d'aujourd'hui est de doubler le nombre de pas effectués hier.

- Si vous prenez les transports en commun, descendez un arrêt plus tôt, vous marcherez ainsi 10 minutes de plus par jour.
- Si vous prenez la voiture, garez-vous le plus loin possible. Cela ajoutera 1 000 à 2 000 pas supplémentaires.

menu DU JOUR

PETIT DÉJEUNER

Pancakes faciles et fun
1 yaourt nature

DÉJEUNER

Filet de maquereau grillé
Légumes mixtes

Dessert décalé
1 fruit + 10 g d'amandes

DÎNER

Soupe aux carottes et lentilles
Salade verte
30 g de fromage

Recette rapide

PANCAKES FACILES ET FUN

Temps de préparation
10 minutes

Cuisson
10 minutes

Ingrédients (1 portion)
1 tasse à café de flocons d'avoine
1 tasse à café de lait
½ carotte râpée
½ pomme râpée
1 œuf battu
½ c. à c. de cannelle
1 c. à c. de beurre
50 ml de lait
1 c. à s. de yaourt nature

Un délicieux petit déjeuner qui peut être cuisiné à l'avance et réchauffé.

- Passez l'avoine au mixeur pour obtenir une farine fine. Puis mélangez-la dans un saladier avec tous les autres ingrédients. Vous avez le droit de manger l'autre moitié de la carotte et de la pomme en faisant les pancakes !
- Faites fondre le beurre dans une poêle. Constituez des disques d'environ 10 cm de diamètre et faites-les cuire 2 minutes de chaque côté. Servez avec du sirop d'érable ou du yaourt nature.

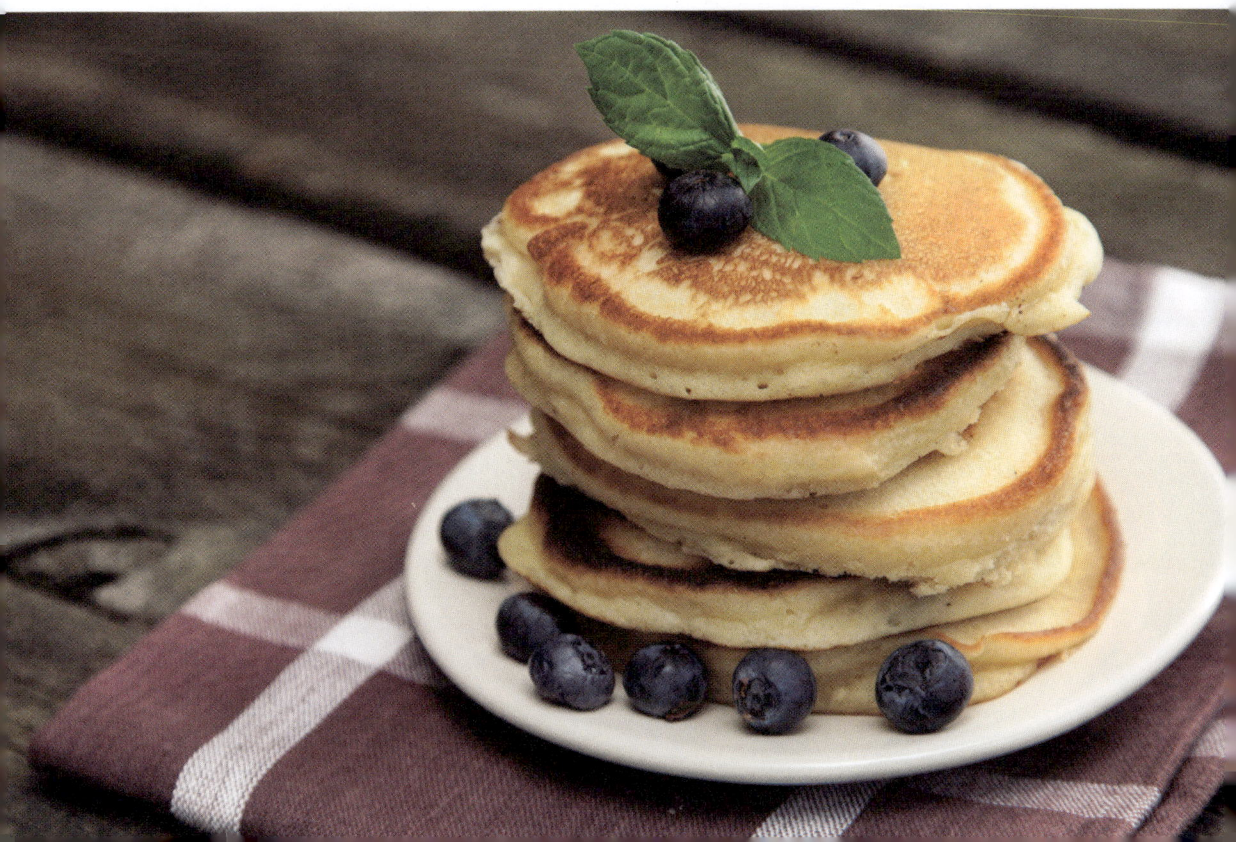

Jour 3

COMPRENEZ VOS BESOINS ÉNERGÉTIQUES !

Les régimes amaigrissants impliquent de réduire son apport énergétique, afin de consommer moins d'énergie que ce dont le corps a besoin pour l'inciter à utiliser ses réserves. Si seulement c'était si simple ! L'objectif d'aujourd'hui est de vous informer pour vous aider à gérer votre apport calorique sans effort, sans avoir besoin d'enregistrer ni de mesurer sans cesse.

à SAVOIR

1 Calorie – avec un C majuscule – équivaut à 1 kcal. Les informations énergétiques apparaissent indifféremment sous la dénomination de Calories et de kilocalories.

De quelle quantité d'énergie avons-nous besoin ?

- **Tout dépend de l'âge, du poids, de la taille et du niveau d'activité.** En moyenne, une femme avec un niveau d'activité de 150 minutes par semaine environ a besoin de 2 000 kcal par jour pour maintenir son poids.
- **Les hommes ont besoin de 2 500 kcal par jour**, car ils ont tendance à être plus lourds et plus musclés !
- **Répartissez votre apport d'énergie tout au long de la journée** afin de répondre à vos besoins.

Évaluez facilement l'énergie de vos aliments

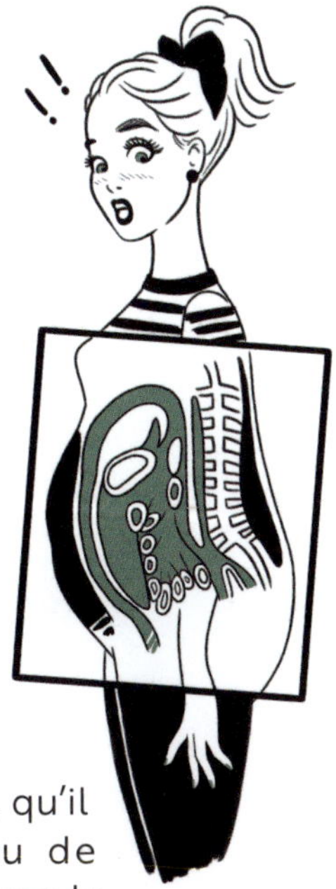

-1-

Une portion de pommes de terre ou de légumineuses cuites (de la taille d'une paume de main ou 4 c. à s. de céréales) contient environ **200 kcal**.

-2-

Une portion de protéines animales de la taille d'une paume de main contient environ **150 kcal**. Le poisson blanc et les fruits de mer ont tendance à être moins caloriques que la viande rouge.

-3-

Une portion de légumes de la taille de votre main (soit la moitié d'une assiette) ne contient pas plus de **100 kcal**. Les légumes verts et feuillus sont les plus faibles en calories (vous pouvez presque manger un champ d'épinards pour 10 kcal !) tandis que ceux contenant plus de glucides comme la carotte, la courge et la patate douce ont une teneur énergétique un peu supérieure. L'objectif est toujours de recourir à une large sélection de légumes.

-4-

Les matières grasses, qu'il s'agisse d'huiles ou de graisses solides comme le beurre, représentent environ **50 kcal par c. à c**.

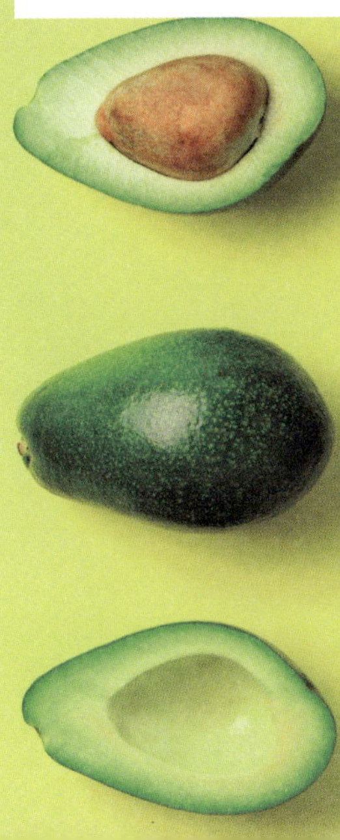

mes ASTUCES

UN REPAS ÉQUILIBRÉ DE 500 KCAL

=

4 c. à s. de céréales (200 kcal)

+

1 portion de protéines de la taille d'une paume de main (150 kcal)

+

légumes (100 kcal)

+

graisses (100 kcal)

Jour 3

Débusquez les pièges

- **Qualité vs quantité.** 50 g de chocolat au lait ou 40 g de fruits à coque contiennent 250 kcal. Mais ces derniers contiennent au moins 10 macro et micronutriments différents, alors que le chocolat au lait est composé principalement de sucre et de lait !
- **Limitez les « calories vides ».** Certains aliments fournissent de l'énergie, mais peu ou pas de nutriments, comme le sucre et l'alcool.
- **Méfiez-vous des calories cachées,** comme les 2 c. à c. de graisses ajoutées pour la cuisson et l'assaisonnement du poisson et des légumes grillés, au resto.
- **En dessert, privilégiez les fruits,** faibles en calories. Une grande portion de salade de fruits frais ne contient pas plus de 100 kcal (une crème brûlée ou une part de tarte aux fruits, c'est environ 300 kcal.)

Je bouge

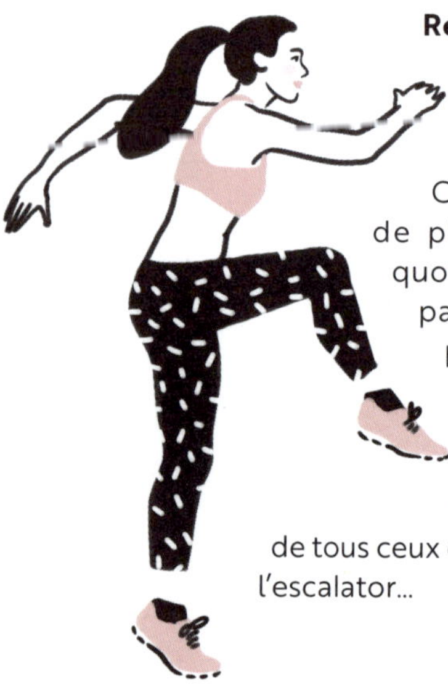

Remplacez l'ascenseur ou l'escalier mécanique par le bon vieil escalier !

Cela ajoutera 500 pas de plus à votre total quotidien. Vous n'avez pas besoin de vous presser. Respirez à fond et montez les marches à grands pas, en appréciant les regards envieux de tous ceux qui sont coincés sur l'escalator…

menu DU JOUR

PETIT DÉJEUNER

Smoothie complet

DÉJEUNER

Escalope de poulet
Légume de votre choix

Dessert décalé
1 yaourt + 1 fruit

DÎNER

Chou-fleur rôti
Salade verte
30 g de fromage

Recette rapide

CHOU-FLEUR RÔTI

Temps de préparation
10 minutes

Cuisson
40 minutes

Ingrédients (2 portions)
1 tête de chou-fleur en petits bouquets
1 c. à s. d'huile d'olive
1 c. à c. de sel
2 pincées de cumin moulu
1 c. à s. de graines de courge
2 gousses d'ail entières
Persil frais haché
Graines de grenade (facultatif)

Sauce au choix
1 c. à s. d'huile + jus de ½ citron + 1 c. à c. de câpres hachées + ail rôti ou 1 c. à s. de tahini + jus de ½ citron + ail rôti + eau + ½ c. à c. de miel

Voici un bon exemple de plat faible en calories mais savoureux. Il peut être servi avec de la viande ou du poisson grillé, ou, pour un repas végétarien, avec des pois chiches.

- Préchauffez le four à 200 °C. Placez les petits bouquets de chou-fleur dans un saladier et mélangez avec l'huile d'olive, le sel et le cumin.
- Disposez le chou-fleur sur une plaque à pâtisserie, ajoutez les gousses d'ail et faites rôtir pendant 35 à 40 minutes, jusqu'à ce que le chou-fleur soit doré et croustillant. Ajoutez les graines de gourge pendant les 5 dernières minutes de cuisson.
- Préparez la sauce de votre choix en fouettant tous les ingrédients dans un petit bol.
- Retirez le chou-fleur du four. Pelez l'ail rôti, écrasez-le avec une fourchette et ajoutez-le à la sauce.
- Mettez le chou-fleur et les graines de courge dans un saladier, ajoutez les graines de grenade et versez la sauce. Saupoudrez de persil frais haché.

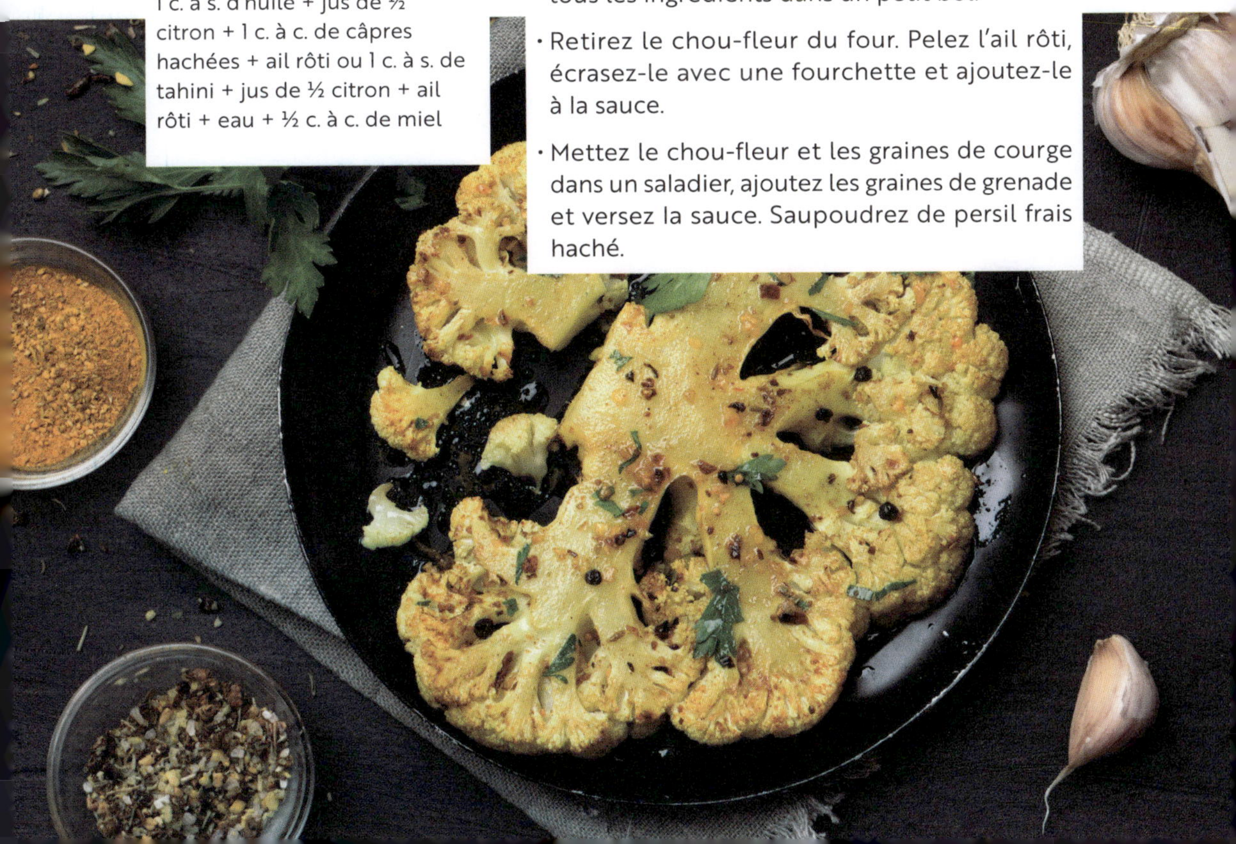

Jour 4

LES SECRETS DE LA PERTE DE POIDS

La perte de poids n'est pas un processus linéaire : il est tout à fait normal qu'elle fluctue et que vous traversiez des périodes de stagnation. Aujourd'hui, l'objectif est de s'y préparer en suivant quelques conseils pour rester motivé.

Le calcul de la perte de poids

- **1 kg de graisse a une valeur énergétique de 7 000 kcal.** Si vous consommiez en moyenne 1 500 kcal par jour au lieu des 2 000 kcal dont vous avez besoin, vous brûleriez chaque jour 500 kcal de vos réserves, soit un total de 3 500 kcal pour la semaine, soit 0,5 kg..
- **La perte de poids a tendance à être plus rapide au début d'un régime,** et à ralentir à mesure que vous approchez de votre poids cible. C'est parce que votre corps essaie de vous protéger contre la faim en brûlant moins d'énergie..
- **Une alimentation pauvre en glucides peut entraîner une perte de poids initiale rapide,** mais elle n'entraîne pas une perte de poids globale importante sur une longue période. N'importe quel régime a tendance à produire la même perte de poids globale après 6 mois..

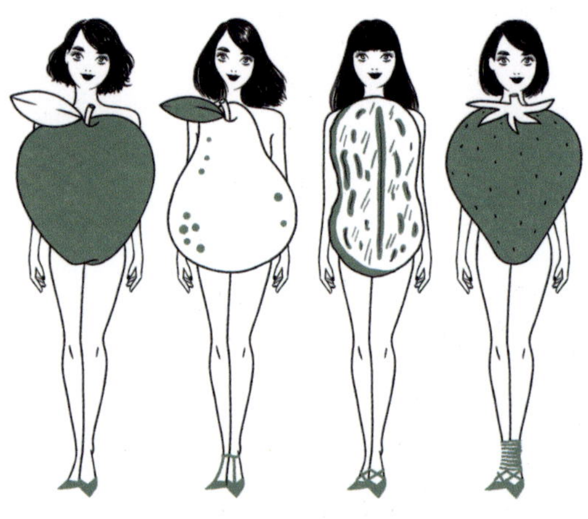

Qu'est-ce qui affecte la perte de poids ?

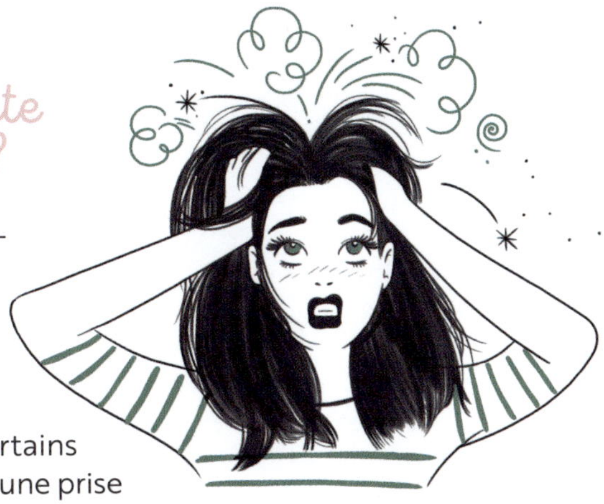

- **Les gènes.** Notre code génétique héréditaire peut nous orienter davantage vers le stockage, ce qui rend la perte de poids plus difficile..
- **Médicaments et maladies.** Certains médicaments peuvent causer une prise de poids temporaire, comme les hormones stéroïdes et certains antidépresseurs. Des maladies ou affections, comme les problèmes thyroïdiens, peuvent également entraver la perte de poids..
- **Des antécédents de régimes extrêmes.** Ils peuvent réduire le taux métabolique de base (le corps a besoin de moins d'apport calorique pour fonctionner).!
- **Le cycle féminin.** Beaucoup de femmes retiennent l'eau avant leur cycle, entraînant une stagnation ou une prise de poids. C'est pourquoi on conseille aux femmes de surveiller leur poids sur une base mensuelle..
- **Un transit lent peut « cacher » une perte de poids réelle** jusqu'à ce que les intestins recommencent à bouger ! Les matières fécales peuvent peser de 0,1 à 0,5 kg, voire plus. Si vous savez que vous êtes constipé et que vous vous sentez gonflé, inutile de sauter sur la balance..

à SAVOIR

Le muscle ne pèse pas plus que la graisse ! Un kilo de muscle pèse exactement le même poids qu'un kilo de graisse. Cependant, le muscle est plus dense que la graisse (c'est-à-dire qu'il occupe moins d'espace). Donc, si vous perdez du gras mais que vous gagnez du muscle, votre poids pourra être le même le même, alors que vous aurez l'air plus mince.

Jour 4

Misez sur le long terme pour contrôler votre poids !

- **Concentrez-vous sur les changements à long terme.** Seule façon de maintenir votre poids stable sur la durée.
- **Mangez des aliments que vous aimez** sans vous sentir affamé ni privé de nourriture.
- **Bougez.** Bien que l'exercice seul ne soit pas efficace pour la perte de poids, l'exercice régulier aide au contrôle du poids.
- **Surveillez votre poids sans être obsessionnel.** Vous n'avez pas besoin de monter sur la balance toutes les semaines. Une fois votre objectif atteint, le but est de maintenir votre poids dans une fourchette de 1 à 2 kg.

Je bouge

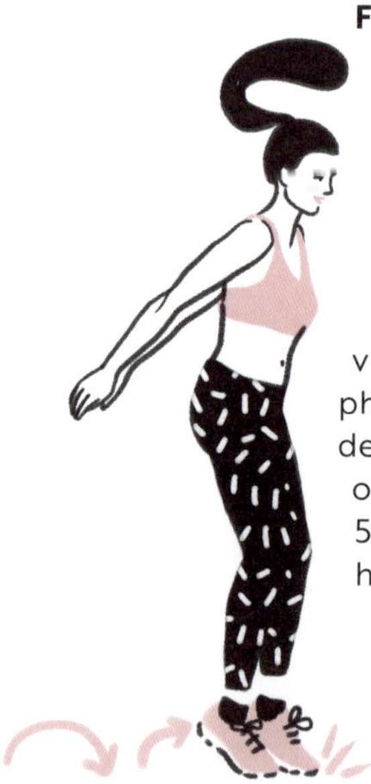

Faites des pauses dynamiques après être resté 1 heure assis à votre bureau, levez-vous et bougez pendant 5 minutes. Par exemple, faites le tour de la pièce chaque fois que vous parlez au téléphone. Si vous travaillez debout, bougez, tournez ou dansez (!) pendant 5 minutes toutes les heures.

menu DU JOUR

PETIT DÉJEUNER

1 yaourt nature
1 compote
10 g d'amandes concassées

DÉJEUNER

1 omelette au jambon
Salade mixte

Dessert décalé
1 galette de riz + 1 c. à c. de purée d'amandes

DÎNER

Salade thaïe de crevettes
1 carré de chocolat noir

Recette rapide

SALADE THAÏE DE CREVETTES

Temps de préparation
10 minutes

Cuisson
10 minutes

Ingrédients (2 portions)
200 g de crevettes cuites
1 grosse courgette découpée en julienne
1 grosse carotte découpée en julienne
1 poignée de pois mange-tout
2 oignons nouveaux émincés
1 petite mangue coupée en dés
1 c. à s. de noix de cajou rôties
1 poignée de coriandre ciselée
1 poignée de menthe ciselée

Vinaigrette
Le jus de 2 citrons verts
2 c. à s. de sauce de poisson
2 c. à c. de cassonade
1 gousse d'ail écrasée
1 c. à s. d'eau

Une salade légère, fraîche et délicieuse, et si facile à préparer !

- Mettez tous les ingrédients de la salade dans un grand bol. Fouettez ceux de la vinaigrette ensemble et versez la sauce sur la salade. Mélangez et dégustez !

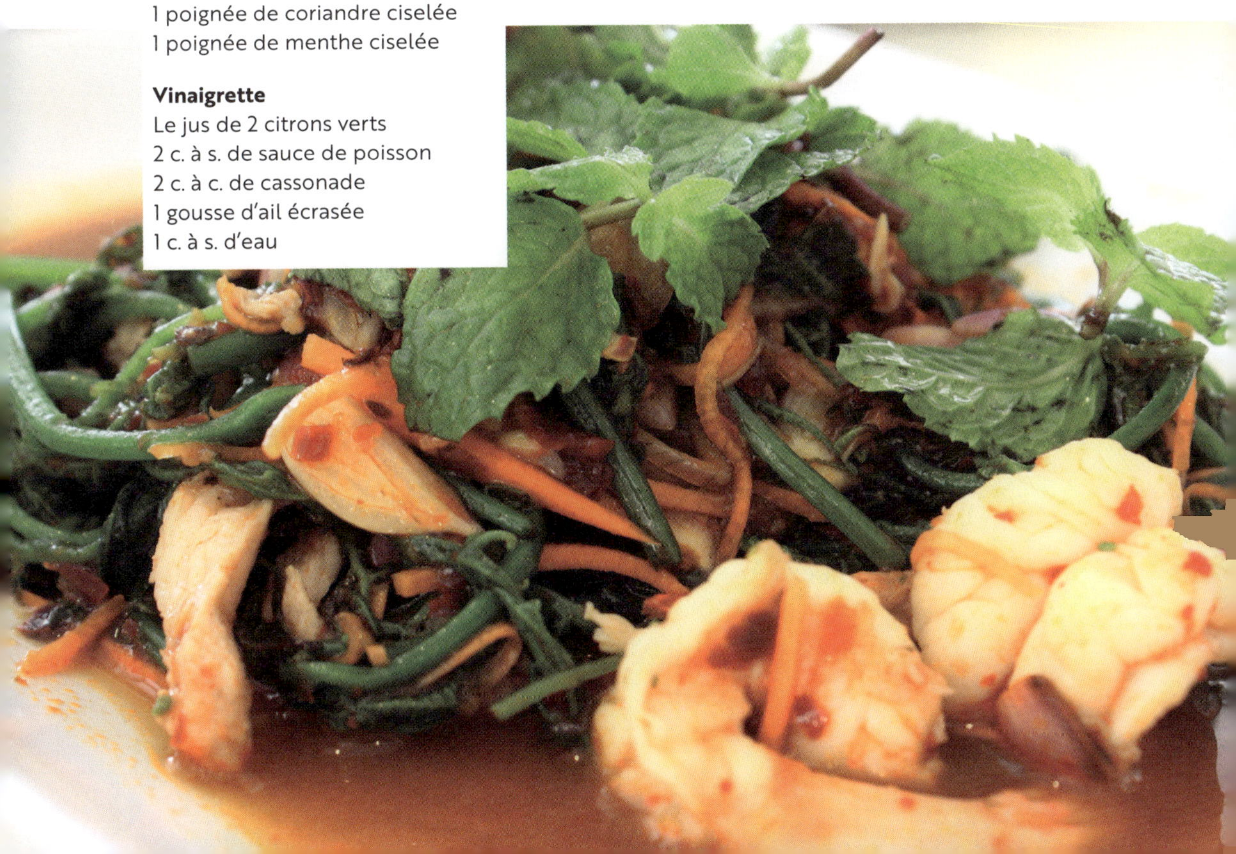

Jour 5

LA FRÉQUENCE OPTIMALE DES REPAS

Quelle est la meilleure fréquence de repas pour optimiser la perte de poids ? La seule réponse honnête est qu'il faut trouver une fréquence de repas qui vous convient en termes d'énergie, d'appétit et de sommeil. Aujourd'hui, vous allez pouvoir d'identifier celle qui vous est le mieux adaptée !

mes ASTUCES

Ne réagissez pas immédiatement aux signaux de faim, pour éviter que cela ne devienne une habitude : mangez seulement si vous vous sentez affamé. Prendre le temps d'évaluer votre faim vous permet de vous assurer que vous n'êtes pas sujet à la faim émotionnelle.

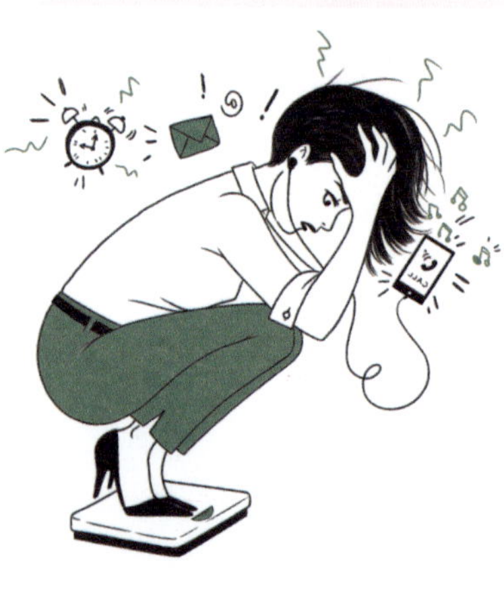

La chasse aux mythes

- **Nous n'avons pas besoin de manger 3 repas par jour.** C'est un concept qui a évolué au fil du temps et qui varie d'une culture à l'autre.!
- **Ce qui compte, c'est la quantité totale consommée au cours d'une journée.** Qu'elle soit divisée en 6 petits repas ou 3 plus gros ne semble pas faire de différence pour notre santé et le contrôle du poids.
- **Manger moins souvent (2 à 3 repas) par jour pourrait être plus bénéfique pour le contrôle du poids** que de manger toutes les 2 à 3 heures, selon de récentes études. Toutefois nous ne savons pas si c'est parce que les snacks tendent à être denses en énergie, ou si les avantages métaboliques associés tiennent au fait de manger moins fréquemment.

ZOOM sur

LE JEÛNE INTERMITTENT

Il existe différentes formes de jeûne intermittent, comme manger moins tous les 2 jours (par exemple, avoir une journée à 500 à 700 kcal suivie d'une journée normale de 2 000 kcal), manger légèrement 2 jours par semaine (« régime 5/2 ») ou encore viser à maximiser la quantité de temps jeûné chaque jour en prenant 2 à 3 repas dans une courte période, (connu sous l'approche « 16/8 », pour 16 heures de jeûne et 8 heures avec alimentation).

Les avantages sur le plan de la santé

De longues périodes sans nourriture permettent à nos organes de se reposer, ce qui pourrait les aider à se régénérer puis à fonctionner plus efficacement.

Un outil parmi d'autres pour perdre du poids

C'est une technique qui peut très bien fonctionner pour certaines personnes appréciant de ne pas se sentir constamment au régime et d'agencer leurs jours de jeûne selon leur vie sociale et professionnelle. Si vous avez l'impression de vous ennuyer, essayez. Oui, vous avez le droit de « jouer » avec votre alimentation !

Une aide pour gérer son appétit

En jeûnant, on perd la « peur » d'avoir faim ! Essayer de ne pas manger pendant 2 heures supplémentaires peut sembler un peu inconfortable, mais vous ne vous effondrerez pas pour autant !

Pas pour tout le monde

Toute personne souffrant d'un problème de santé l'obligeant à prendre des médicaments pendant les repas ou qui souffre d'hypoglycémie ou d'hypotension ne devrait pas sauter de repas. En cas de doute, un médecin doit être consulté. De même, toute personne ayant des antécédents de troubles de l'alimentation devrait éviter le jeûne intermittent, car il ne s'agit pas d'une technique appropriée.

Jour 5

À quel rythme manger ?

- **C'est une décision très personnelle !** Pour la majorité d'entre nous, 3 repas par jour avec une petite collation en fin de matinée ou l'après-midi semblent raisonnables, mais si vous avez besoin de plus ou de moins, faites-le !
- **Les collations doivent être riches en nutriments et avoir un volume élevé** afin que votre appétit soit bien contrôlé pour le repas suivant.
- **Essayez une introduction douce au jeûne intermittent !** Par exemple, le matin, attendez pour prendre votre petit déjeuner. En avançant votre dîner à 19 heures, si vous prenez votre petit déjeuner à 9 heures, vous augmentez votre période de jeûne de 2 heures !
- **Un brunch de fin de semaine compte comme un jeûne intermittent !** Profitez d'un brunch et d'un dîner en début de soirée pour essayer le jeûne intermittent de style 16/8.

Je bouge

ÉVITEZ LA POSITION ASSISE !

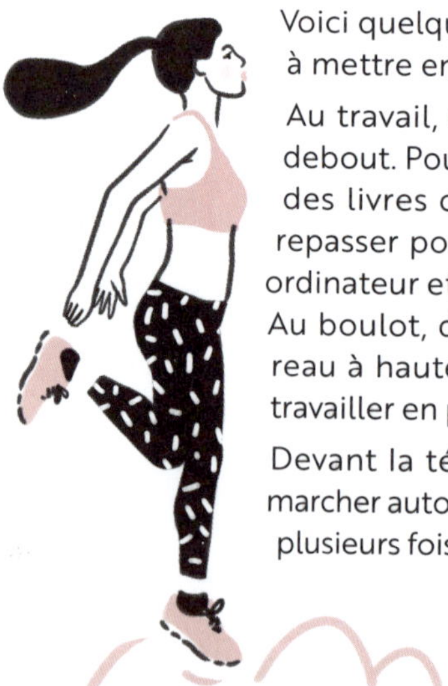

Voici quelques astuces faciles à mettre en œuvre.

Au travail, essayez de rester debout. Pour ma part, j'utilise des livres ou une planche à repasser pour rehausser mon ordinateur et pianoter debout. Au boulot, demandez un bureau à hauteur réglable pour travailler en position verticale !

Devant la télé, forcez-vous à marcher autour de votre canapé plusieurs fois pendant les pubs.

menu DU JOUR

PETIT DÉJEUNER

Céréales
1 yaourt nature

DÉJEUNER

Salade mexicaine colorée

Dessert décalé
1 fruit + 10 g d'amandes

DÎNER

Wrap au poulet
1 carré de chocolat noir

Recette rapide

SALADE MEXICAINE COLORÉE

Temps de préparation
10 minutes

Ingrédients
(2 ou 3 portions)
1 boîte de haricots rouges égouttés
1 petite boîte de maïs doux égoutté
1 oignon nouveau haché
1 carotte en julienne (ou râpée si plus facile)
1 boîte de cœurs de palmier, égouttés et tranchés
1 poignée de tomates cerises, coupées en deux
Jus de ½ citron vert
1 pincée de paprika fumé
1 filet d'huile de colza
2 c. à c. de graines de citrouille grillées
Coriandre hachée

Cette recette est parfaite pour un lunch à emporter. L'une des choses les plus agréables quand on prépare des légumes, c'est que l'on peut les grignoter en cuisinant !

- Coupez oignon, carotte, cœurs de palmier et tomates cerises et mélangez-les dans un saladier avec les haricots rouges et le maïs.
- Préparez l'assaisonnement à part à partir du jus de citron vert, de l'huile de colza et du paprika.
- Versez sur la salade et mélangez de nouveau, puis parsemez de coriandre hachée et de graines de citrouille grillées..

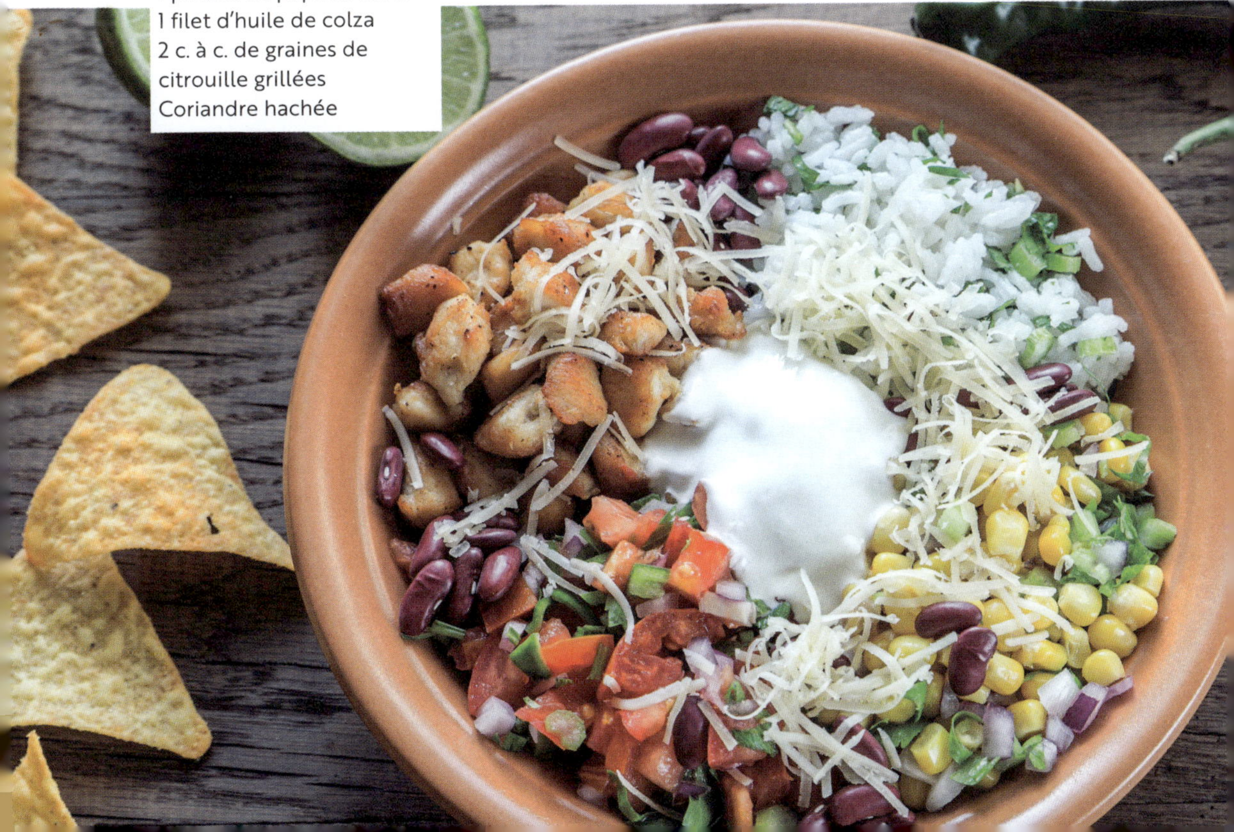

Jour 6

ORGANISEZ VOS PLACARDS

Le secret d'une perte de poids réussie et durable est l'organisation. Vous aurez du mal à préparer des repas sains si vous n'avez pas quelques aliments de base dans votre cuisine. Le but est que vous ayez toujours chez vous les ingrédients nécessaires pour préparer un repas sain sur le pouce !

5 aliments de base

- **Des céréales, complètes** dans la mesure du possible. Riz, couscous, pâtes, quinoa, etc. Variez les plaisirs !!
- **Des légumineuses, pour l'apport en protéines :** pois chiches, lentilles, haricots rouges, haricots blancs, haricots beurre...
- **Le poisson, un super-aliment,** source de protéines et d'oméga-3. Veillez à toujours avoir des boîtes de thon, de maquereaux et de sardines dans vos placards.
- **Des légumes en conserve :** tomates, maïs, haricots verts, cœurs de palmier... Pensez aussi aux légumes séchés et conservés dans l'huile, comme les tomates, les poivrons et les courgettes..
- **Des huiles variées :** l'huile d'olive est une bonne huile polyvalente pour la cuisson des aliments et les vinaigrettes. Une huile de noix est appréciable pour parfumer.

Au frais, le secret, c'est la variété !

À chaque étagère sa thématique. Respectez les conseils de rangement de votre réfrigérateur pour préserver la fraîcheur de chaque aliment.

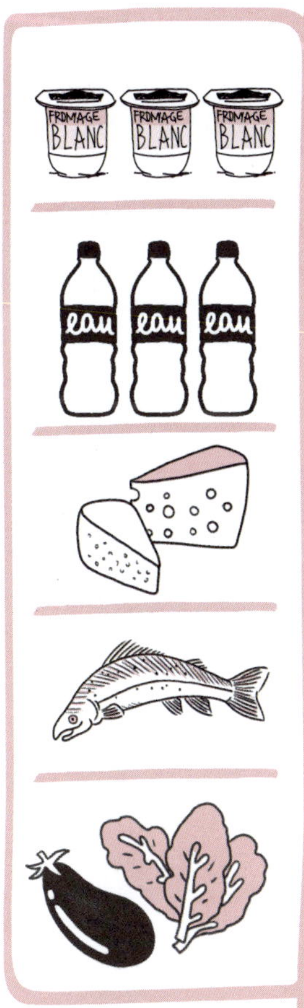

En haut, les yaourts ou le fromage blanc, idéalement non sucrés. Comme autre produit, les compotes de fruits non sucrées sont aussi un choix sain..

Les œufs devraient être conservés sur une tablette du réfrigérateur et non dans la porte, car ils se conservent mieux à une température constante.

Au milieu, fromages, viandes et poissons. Les fromages forts comme le fromage de chèvre, le parmesan et la féta ajoutent une touche de gourmandise, même en petite quantité. Le jambon et les viandes séchées comme la viande des Grisons, ainsi que le saumon fumé et le maquereau sont toujours utiles.

Dans les bacs du bas, les légumes. Nos favoris ? Courgette, tomate cerise, fenouil, oignon, aubergine, poivron, brocoli, haricot vert, carotte et patate douce.

Jour 6

Le congélateur, un allié précieux

- **Les légumes surgelés** (pois, épinards, maïs doux et courge...) conservent au mieux goût et texture..
- **Les filets de poisson, les crevettes et mélanges de fruits de mer** sont très pratiques. (Un sachet de légumes mélangés avec du poisson grillé et un filet de sauce soja constitue un repas rapide idéal !).
- **Le pain tranché** (un bon moyen de limiter les quantités lors d'une faim incontrôlable !)

Je bouge

Faites une promenade rapide à l'heure du déjeuner !

La marche est facile à faire, elle ne nécessite pas d'équipement ni de vêtements spéciaux et est entièrement gratuite ! Faire une marche rapide après le déjeuner, même si ce n'est que pour 10 minutes, est parfait pour la digestion et présente l'avantage supplémentaire de vous empêcher de vous endormir à votre bureau durant l'après-midi.

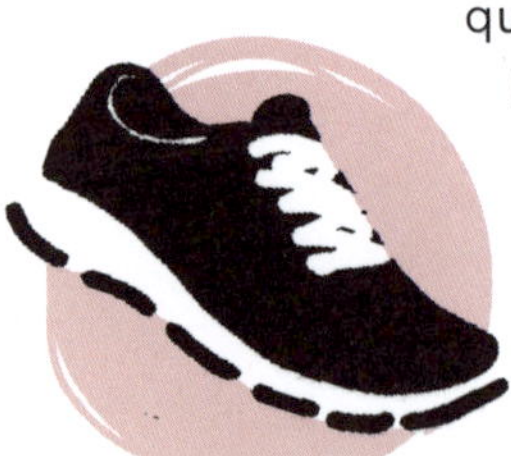

menu DU JOUR

BRUNCH

Jambon blanc,
fromage et roquette
1 c. à s. de houmous
150 g de crudités
1 yaourt + 1 compote

DÎNER

Tagine de légumes
1 écart de votre choix

Recette rapide

TAGINE DE LÉGUMES

Temps de préparation
15 minutes

Cuisson
30 minutes

Ingrédients (3 à 4 portions)
1 filet d'huile d'olive
1 oignon, haché finement
1 poivron rouge, coupé en dés
1 carotte, tranchée finement
1 courgette, tranchée
½ courge musquée, pelée et coupée en petits dés
½ petit citron confit, haché grossièrement
1 c. à c. de paprika
½ c. à c. de cumin moulu
1 pincée de safran
1 tasse de bouillon de légumes (½ cube de bouillon)
1 grosse poignée de pois chiches cuits

Une recette exotique pleine de saveurs enivrantes pour se régaler en toute bonne conscience !

- Faites chauffer un filet d'huile d'olive dans une grande casserole à feu moyen, ajoutez l'oignon avec une pincée de sel et laissez cuire pendant 5 minutes.
- Faites tremper le safran dans un bol d'eau tiède.
- Ajoutez le poivre, la courgette, la carotte et la courge et laissez cuire encore 5 minutes. Puis le citron confit et les épices et poursuivez la cuisson pendant 5 minutes. Enfin le safran avec son eau de trempage et le bouillon de légumes. Portez à ébullition et poursuivez la cuisson pendant 10 minutes jusqu'à ce que les légumes soient cuits. Ajoutez les pois chiches et laissez cuire encore 5 minutes.
- À servir avec du couscous et une sauce au yaourt et à la harissa (mélangez 2 c. à s. de yaourt avec 1 c. à c. de pâte de harissa).

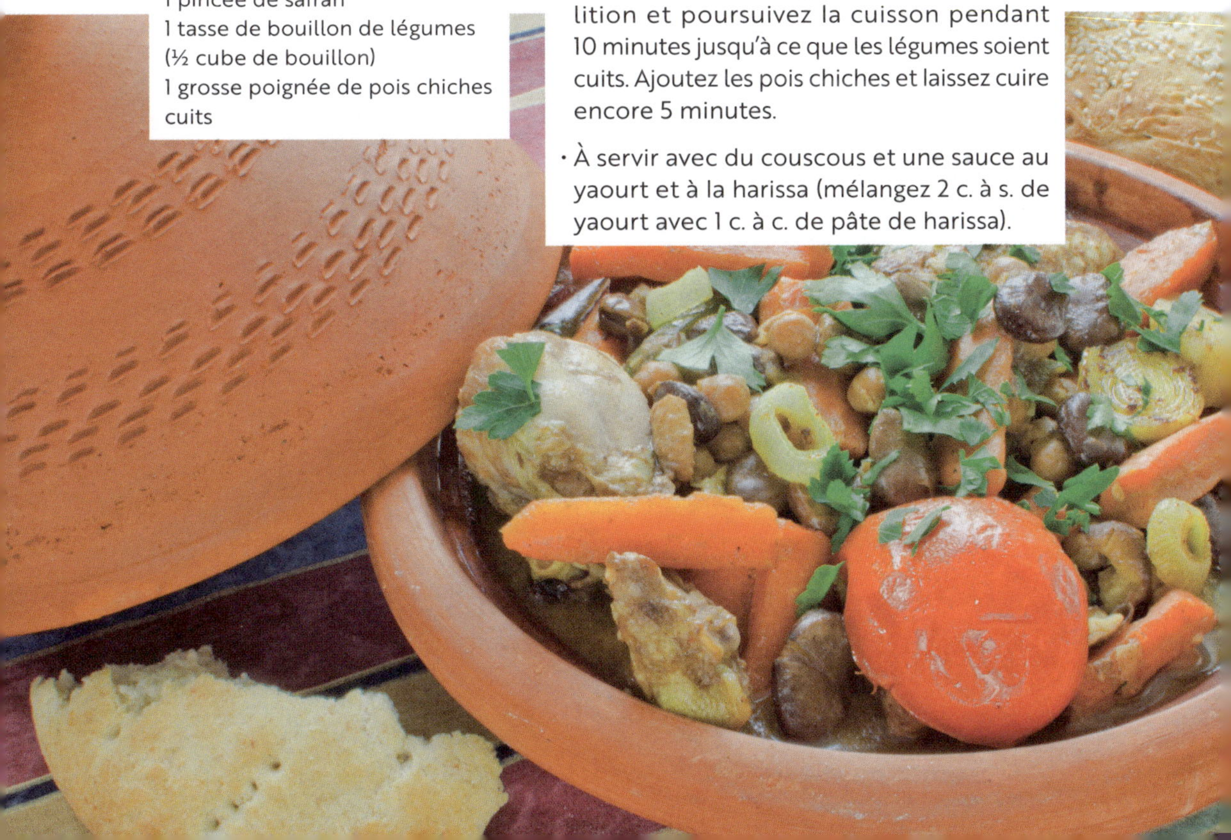

Jour 7

MAÎTRISEZ VOS ACHATS !

Vous êtes-vous déjà demandé pourquoi, lors de vos courses, vous achetez beaucoup plus d'articles que ceux inscrits sur votre liste ? L'aménagement des supermarchés est conçu pour vous faire dépenser (promotions à l'entrée, placements des produits basiques près des rayons d'articles plus superficiels...). Autant de pièges qui détournent de la voie d'un régime alimentaire sain. Petit guide pour déjouer les pièges marketing de l'univers agroalimentaire...

Où faire ses courses ?

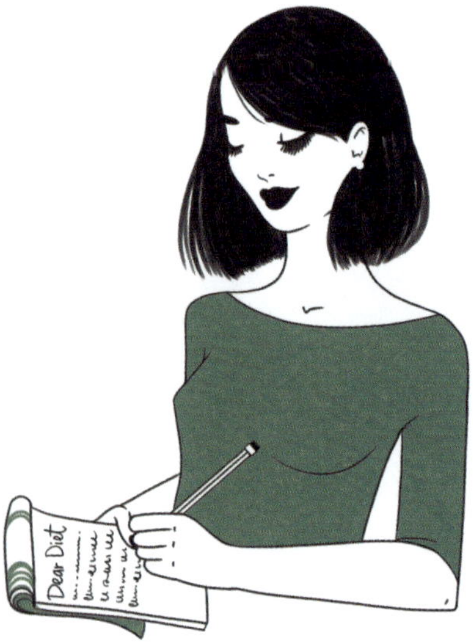

- **Les achats en ligne sont faciles** et peu risqués pour notre budget et notre poids, car on s'en tient plus facilement à sa liste d'achats. En revanche, on a parfois des surprises sur les volumes à la réception. Il faut donc être très attentif aux descriptifs..
- **Les hyper et supermarchés sont pratiques** car leur offre est complète. On y trouve de tout, y compris des aliments biologiques et des produits locaux. Mais gare aux tentations !
- **Les petits commerces spécialisés et les marchés de plein air sont rassurants** car on peut se renseigner sur l'origine et la composition des produits.
- **Les épiceries exotiques** (cuisine asiatique, indienne, libanaise...) regorgent de trésors savoureux pour réveiller vos plats. Mes préférés ? Sauce soja, citrons confits, tahini et paprika fumé.

Comment faire ses courses pour perdre du poids ?

-1-

Mangez d'abord !

Il est impératif de ne pas faire ses courses quand on a faim. Plusieurs études montrent clairement que nous achetons plus lorsque nous sommes affamés.

-2-

Faites une liste

Il n'y a rien de plus accablant que d'entrer dans un supermarché sans avoir la moindre idée de ce qu'il faut acheter. Revenez à l'essentiel : protéines, céréales, fruits et légumes, produits laitiers (ou l'équivalent), huile ou beurre pour la cuisson et herbes/épices.

-3-

Faites vos courses dans l'ordre

Commencez par les fruits et légumes frais, puis par les produits frais. Dans un supermarché, cela permet de contourner les allées dédiées aux aliments ultra-traités et moins sains. Vous aurez ainsi moins de place à leur consacrer dans votre chariot ! Les aliments « secs » (céréales, légumes en conserve et épices) peuvent être les derniers sur la liste. L'objectif est que vous passiez rapidement à la caisse une fois que vous avez tout ce dont vous avez besoin, pour éviter les tentations de dernière minute !

-4-

Lisez les étiquettes

Ignorez les promesses marketing du type « Faible en gras », « Haute teneur en fibres », etc. Regardez la liste des ingrédients et l'étiquette nutritionnelle. Le but est de privilégier les achats de produits dans lesquels vous reconnaissez les ingrédients (par exemple : tomates, oignons, huile d'olive, sel et poivre), plutôt que ceux que vous ne pouvez pas identifier, tels que des extraits, des arômes et de l'amidon modifié. Plus un aliment contient d'ingrédients que l'on ne reconnaît pas, plus il est mauvais pour votre santé et votre poids !

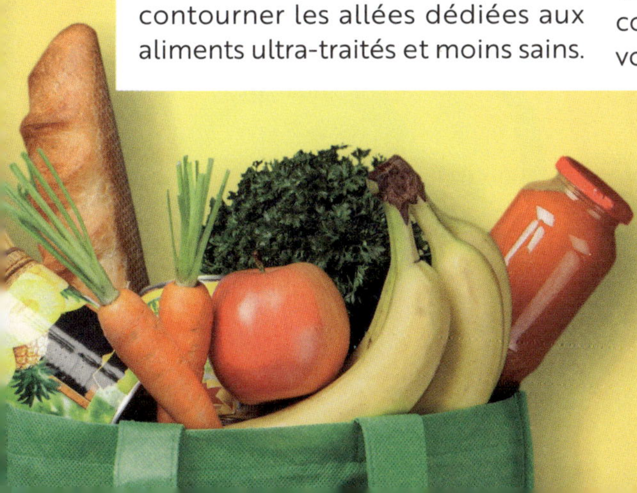

Jour 7

Aidez-vous du Nutri-Score

- **Cet outil simple d'utilisation** vous aide à modérer votre consommation de sucre, de graisses saturées et de sel (nutriments qui ne sont pas bons en excès pour notre santé) tout en optimisant votre apport en protéines et en fibres..
- **Il classe la qualité globale des aliments préparés de A (le meilleur) à E (le moins bon)** selon plusieurs critères. L'étiquette figure clairement sur le devant de l'emballage.
- **Sélectionnez des produits ayant un Nutri-Score de A ou de B :** ils peuvent être consommés quotidiennement. Et modérez votre consommation d'aliments ayant un Nutri-Score entre C et E à quelques fois par semaine..
- **Le Nutri-Score ne tient pas compte du degré de transformation** d'un aliment, ni de la taille des portions, mais c'est un bon point de départ pour vous aider à améliorer la qualité nutritive de votre panier d'achat !

Je bouge

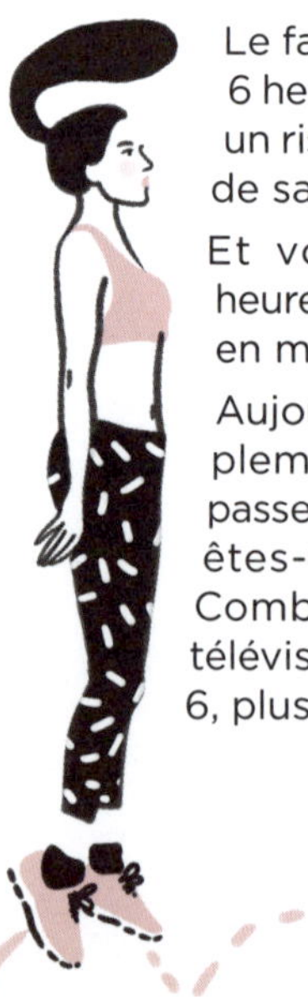

Le fait de rester assis plus de 6 heures par jour est associé à un risque accru de problèmes de santé.

Et vous, passez-vous des heures immobiles ou êtes-vous en mouvement constant ?

Aujourd'hui, réfléchissez simplement au temps que vous passez assis. Combien d'heures êtes-vous assis au travail ? Combien d'heures devant la télévision en soirée ? Moins de 6, plus de 6 ?

menu DU JOUR

BRUNCH

Tartine : 1 tranche de pain complet, ½ avocat, 2 sardines et roquette
1 écart de votre choix

DÎNER

Soupe complète
Fruit au four

Recette rapide

SOUPE COMPLÈTE

Temps de préparation
10 minutes

Cuisson
45 minutes

Ingrédients (4 portions)
5 grandes carottes en tronçons
1 oignon émincé
1 boîte de haricots blancs égouttés
1 cube de bouillon de légumes
Zeste et jus d'1 orange
1 pincée de cannelle
1 filet d'huile d'olive
0,75 l d'eau

En option pour le service : des noix grillées et un petit filet de crème fraîche liquide

La bonne soupe ultra-facile ! Servie avec une salade verte et un yaourt ou un fruit en dessert, elle constitue un repas équilibré.

- Faites chauffer l'huile dans une grande casserole, ajoutez l'oignon et laissez cuire pendant 5 minutes.
- Ajoutez tous les autres ingrédients et poursuivez la cuisson pendant 20 minutes, jusqu'à ce que les carottes soient bien cuites. Salez et mixez le tout, et ajoutez de l'eau pour ajuster la consistance.

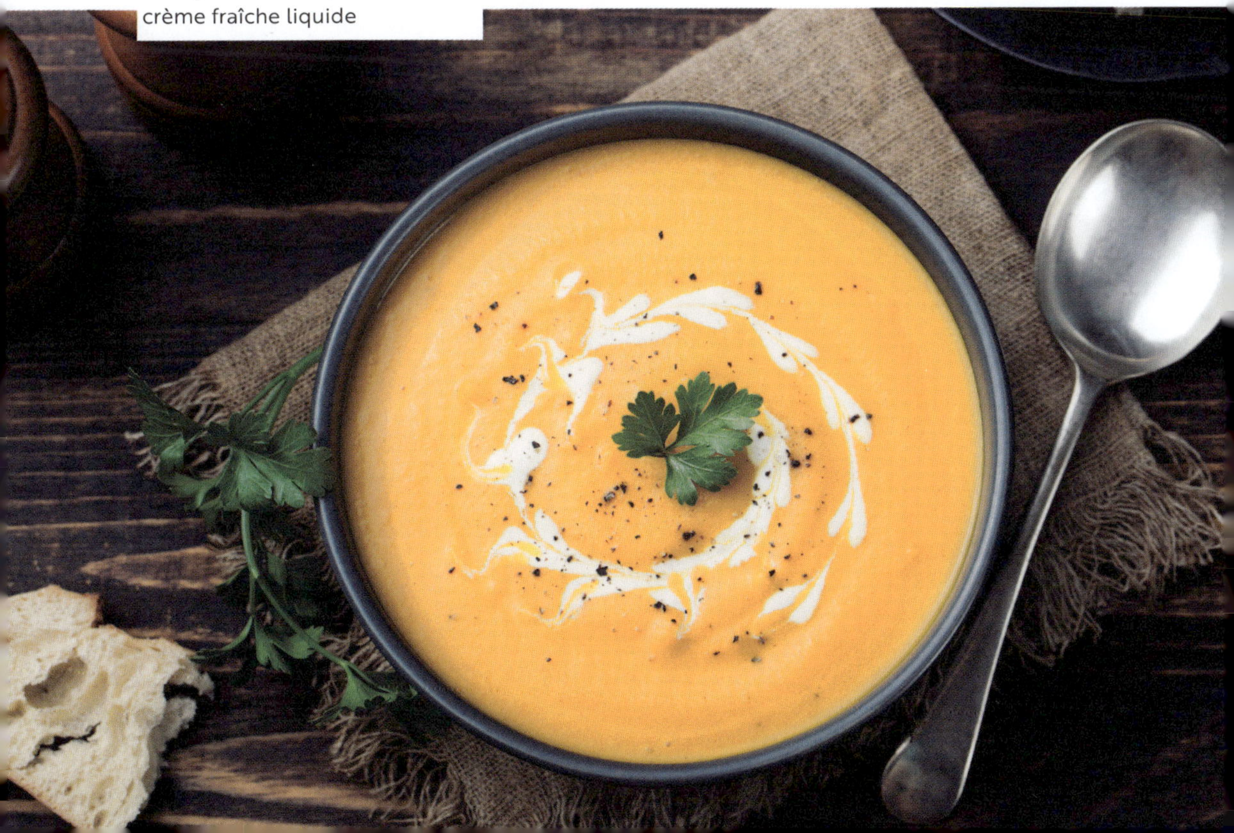

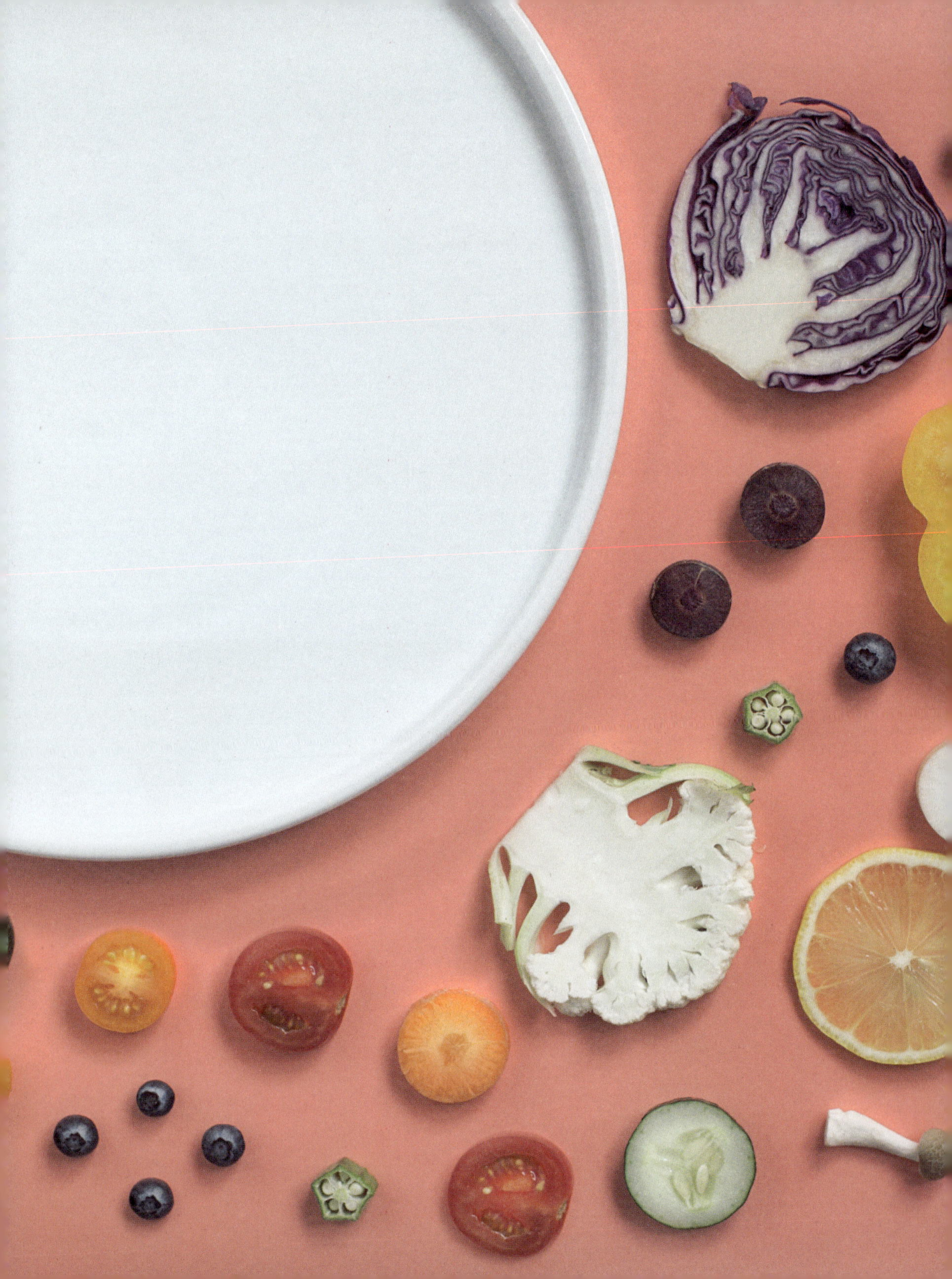

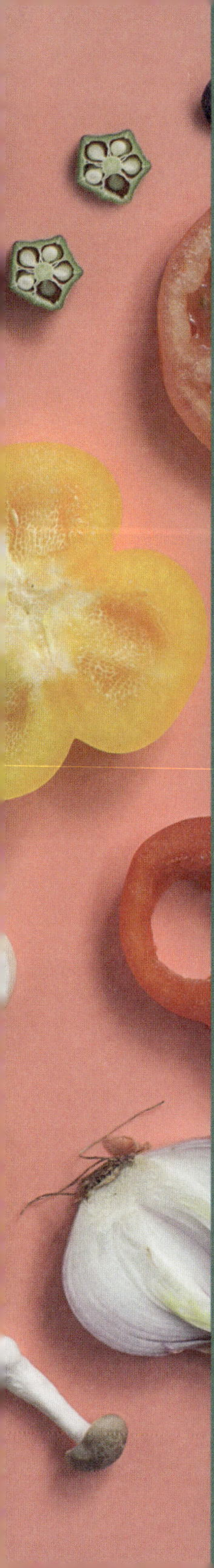

Semaine 2
MÊME PAS FAIM !

Dans un monde idéal, il faudrait manger quand on a faim et s'arrêter dès que l'on se sent rassasié. Mais ce n'est pas toujours aussi simple !

Cette semaine, vous allez apprendre à gérer votre appétit.

Vous passerez également à la vitesse supérieure pour l'activité physique grâce à quelques exercices simples à faire une fois par jour pour vous sentir tonique et fort de la tête aux pieds !

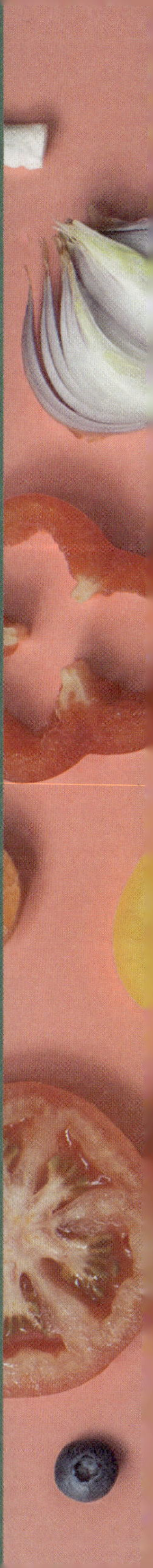

Jour 8

HARO SUR LA FAIM !

Soyons clairs : si vous vous astreignez à suivre un régime qui vous laisse affamé, vous ne pourrez pas le faire plus que quelques semaines. Ce n'est pas une question de volonté ou de motivation, c'est un fait biologique : votre corps vous bombardera de signaux pour vous encourager à manger plus. Alors, comment manger moins tout en n'ayant pas faim ?

mes ASTUCES

PAS DE PANIQUE !

Un régime alimentaire n'est pas forcément synonyme de portions microscopiques. Une façon facile de consommer moins de calories tout en maintenant le volume d'aliments dans votre assiette est de réduire systématiquement votre portion de glucides de 50 % tout en augmentant celle de légumes de 50 %. De cette façon, votre assiette sera toujours pleine et votre cerveau satisfait de manger un « vrai » repas.

Volume élevé et à faible densité

- **Le problème n'est pas de moins manger, mais de mieux manger.** Il est possible de consommer la même quantité d'aliments, avec moins de calories, en choisissant des aliments de plus faible densité !
- **L'objectif est de baser votre alimentation sur des aliments à faible volume et à haute densité,** tout en modérant votre consommation d'aliments à faible volume et à haute densité.
- **Quels sont les aliments à volume élevé et à faible densité ?** Parmi eux figurent en bonne place les fruits, les légumes, les céréales complètes et autres aliments riches en eau. Ils vont vous rassasier sans ajouter beaucoup d'énergie (de calories) à votre alimentation..

ZOOM sur

L'INDEX GLYCÉMIQUE (IG)

Vous avez peut-être entendu parler de l'index glycémique, qui permet de mesurer la vitesse à laquelle les glucides sont digérés. Notre objectif, pour maximiser la satiété, est de faire en sorte que tout ce que vous mangez soit digéré le plus lentement possible !

Du sucre dans le sang

Lorsqu'ils sont digérés, les glucides sont décomposés en glucose (sucre) qui est ensuite transporté par le flux sanguin vers les cellules et les organes, pour être utilisé comme énergie ou stocké. On observe alors une augmentation de la glycémie, le taux de sucre dans le sang.

L'index glycémique classe les aliments riches en glucides en fonction de la rapidité ou de la lenteur avec laquelle ces aliments augmentent la glycémie.

IG haut et IG bas

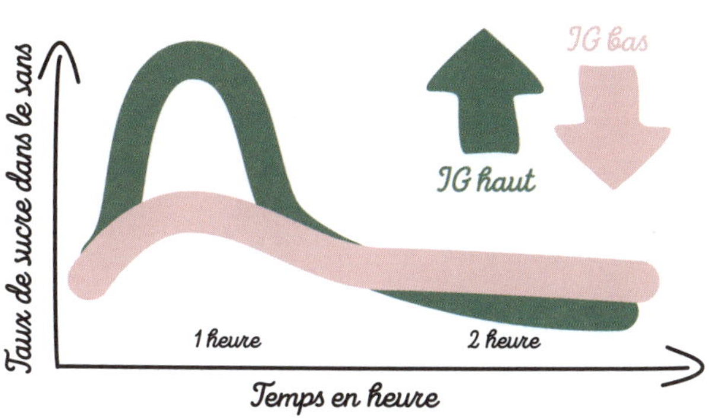

Les aliments riches en glucides qui ont un index glycémique élevé, supérieur à 60, ont tendance à augmenter rapidement la glycémie, tandis que les aliments qui ont un index glycémique plus faible font croître lentement et régulièrement la glycémie. Sans surprise, les glucides non raffinés ont un IG plus faible que leurs homologues raffinés ! Les aliments riches en protéines et les matières grasses sont neutres, car ils n'ont pas tendance à augmenter directement le taux de glycémie.

Jour 8

Petit guide des aliments à privilégier

Vive les aliments bruts ! Plus les aliments sont raffinés, plus ils sont digérés rapidement. Qu'une céréale soit raffinée ou non raffinée ne change en rien sa valeur énergétique, mais cela a un impact sur sa vitesse de digestion, les céréales non raffinées nous aidant à nous sentir rassasiés plus longtemps.

Vive les protéines et les graisses ! En règle générale, leur digestion prend plus de temps que celle des sucres et autres glucides.

Vive les fibres ! La vitesse de digestion des glucides peut varier considérablement selon leur teneur en fibres : plus un glucide contient de fibres, plus sa digestion est lente.

Vive les légumes ! Naturellement faible en calories, coloré et savoureux. Qu'est-ce qu'il y a à ne pas aimer ?!

Je bouge

Faites des fentes

Tenez-vous droit, pieds écartés, mains sur les hanches. Faites un grand pas en avant tout en gardant votre pied arrière en place. Le dos droit, pliez le genou avant jusqu'à ce que la cuisse soit parallèle au sol et que le genou arrière touche presque le sol. Poussez sur le pied avant pour revenir à la position de départ et faites de même de l'autre côté.

Effectuez 8 à 10 fentes de chaque côté. Les fentes sont à faire en plus des 10 000 pas quotidiens.

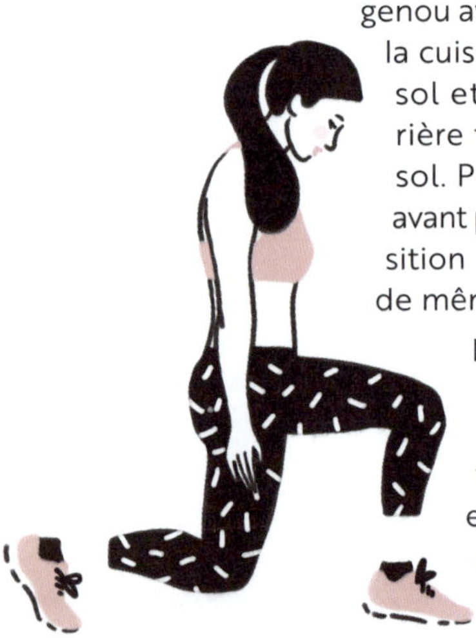

menu DU JOUR

PETIT DÉJEUNER

Porridge anglais :
40 g de flocons d'avoine
+ 10 g de raisins secs
+ 150 ml de lait

DÉJEUNER

8 tranches de sashimi
(pas de riz)
1 soupe miso
Salade de chou

Dessert décalé
1 yaourt nature + 1 fruit

DÎNER

Salade de quinoa

Recette rapide

SALADE DE QUINOA

Temps de préparation
15 minutes

Ingrédients (4 portions)
4 c. à s. de quinoa cuit
1 poignée de tomates cerises
1 sucrine finement tranchée
½ avocat coupé en dés
½ bulbe de fenouil émincé
1 poignée de graines de grenade (facultatif)
1 tranche de citron confit hachée (facultatif)
1 pincée de paprika
4 branches de persil émincées
20 g de féta émiettée
1 filet de jus de citron
1 filet d'huile d'olive

Une salade pleine de couleurs pour voir la vie arc-en-ciel !

- Mettez le quinoa, les légumes et les graines de grenade dans un saladier. À part, mélangez le jus de citron et l'huile, ajoutez le paprika. Versez la sauce sur la salade.
- Mélangez délicatement. Émiettez par-dessus la féta et saupoudrez d'herbes fraîches.

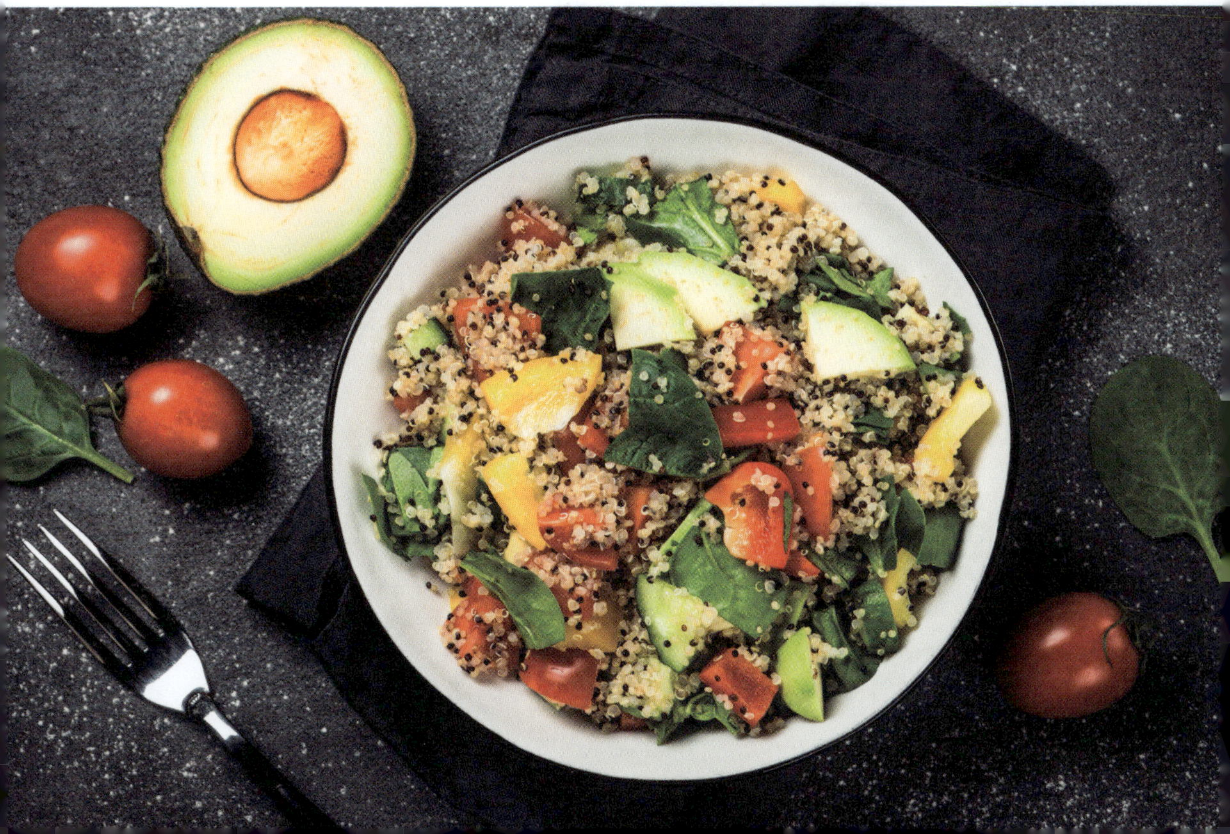

Jour 9

RELOOKEZ PETITS DÉJEUNERS ET COLLATIONS

Les nutritionnistes sont unanimes : les principaux épisodes de fringale (problématiques pour la perte de poids !) ont lieu en fin de matinée et en fin d'après-midi. Que ces temps de grignotage soient liés à la faim, le matin, en raison d'un petit déjeuner peu nutritif, ou à la fatigue, au stress ou à l'ennui, en début de soirée, il s'agit avant tout de proposer des solutions pour y apporter une réponse équilibrée et gagnante sur la balance.

Petit déj et snack, même combat !

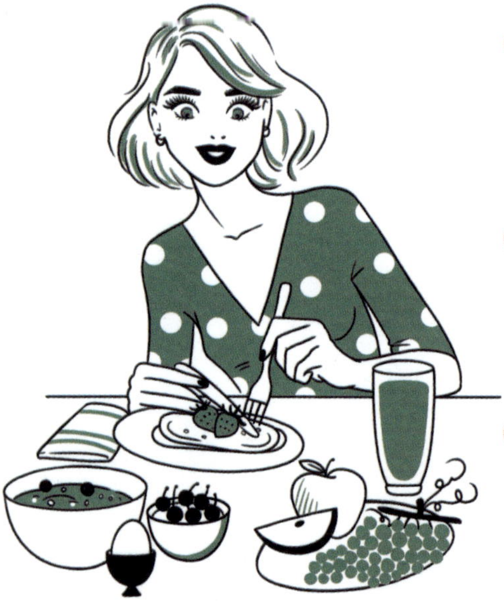

- **Le petit déjeuner français typique n'est pas équilibré :** à base de baguette ou de croissant, de confiture et de jus de fruits, il fait le plein en aliments denses en énergie et vite digérés.!
- **La collation typique ne fait pas mieux !** Souvent centrée autour de biscuits ou de sucreries, elle ajoute de l'énergie à l'apport quotidien, sans donner une sensation de satiété ni réduire l'appétit pour le dîner.
- **La combinaison magique pour le petit déjeuner et l'encas s'appuie sur la règle 1/2/3.** 1) un légume ou un fruit, 2) une forme de glucide complexe et 3) un aliment qui contient des protéines.

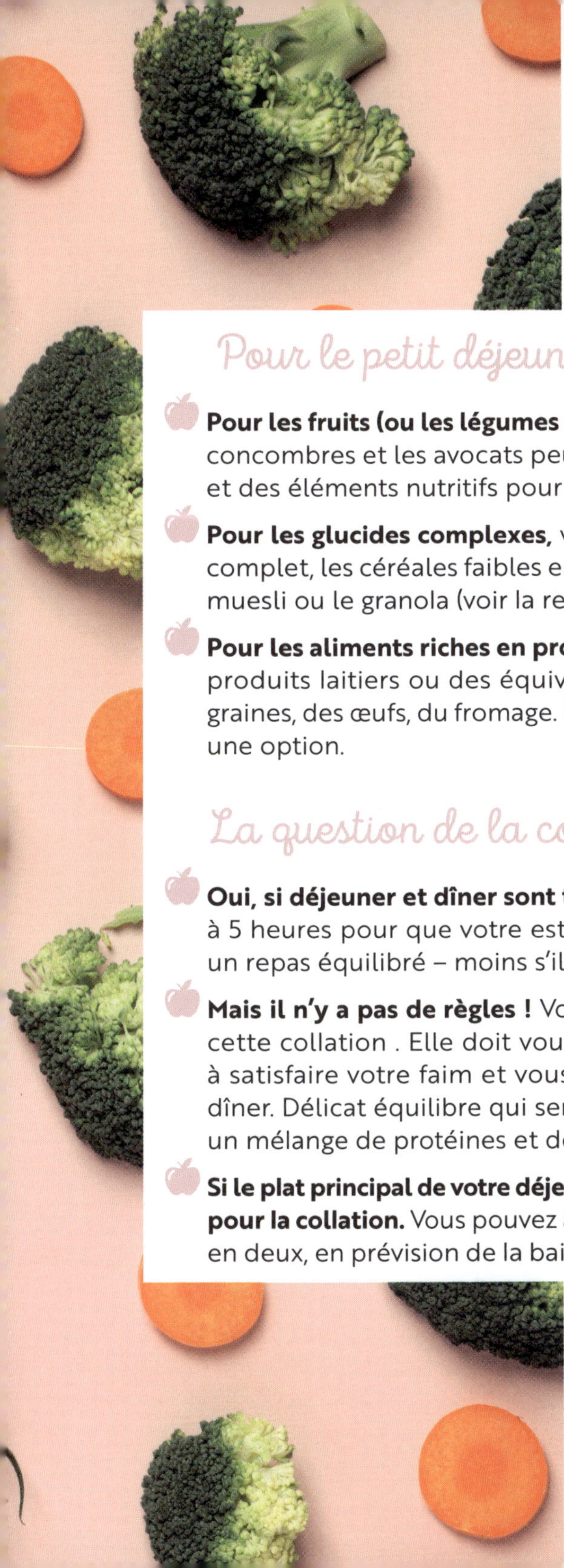

Pour le petit déjeuner, faites votre choix

- **Pour les fruits (ou les légumes !),** la liste est infinie. Les tomates, les concombres et les avocats peuvent ajouter du goût, de la couleur et des éléments nutritifs pour un petit déjeuner « salé.
- **Pour les glucides complexes,** vous pouvez choisir l'avoine, le pain complet, les céréales faibles en sucre et riches en fibres comme le muesli ou le granola (voir la recette maison page 45).
- **Pour les aliments riches en protéines,** vous avez le choix entre des produits laitiers ou des équivalents non laitiers, des noix et des graines, des œufs, du fromage. Les viandes séchées sont également une option.

La question de la collation : oui ou non ?

- **Oui, si déjeuner et dîner sont trop espacés.** Il faut généralement 4 à 5 heures pour que votre estomac se vide complètement après un repas équilibré – moins s'il ne l'est pas.
- **Mais il n'y a pas de règles !** Vous n'aurez peut-être pas besoin de cette collation . Elle doit vous redonner de l'énergie, vous aider à satisfaire votre faim et vous empêcher de « trop manger » au dîner. Délicat équilibre qui sera trouvé grâce à la règle 1/2/3, avec un mélange de protéines et de glucides complexes.
- **Si le plat principal de votre déjeuner vous a rassasié, gardez le dessert pour la collation.** Vous pouvez ainsi scinder votre repas du déjeuner en deux, en prévision de la baisse de régime de la fin d'après-midi.

Jour 9

mes ASTUCES

IDENTIFIEZ LES PERSONNES QUI VONT VOUS SOUTENIR

Dites à vos proches que vous faites un régime et que vous avez peut-être besoin d'eux pendant les prochaines semaines pour éviter certaines situations embarrassantes : par exemple, lorsque que quelqu'un insiste pour que vous mangiez un dessert maison fait avec amour ou cherche à remplir votre assiette de féculents.

Je bouge

Aujourd'hui, ajoutez 5 squats sautés à la fin de vos fentes.

Debout, les pieds écartés de la largeur des épaules, les orteils légèrement dirigés vers l'extérieur, inspirez en pliant vos genoux. Gardez vos cuisses légèrement plus hautes que vos genoux et vos bras pliés devant votre poitrine. Puis expirez et sautez en l'air, en utilisant vos bras pour vous relever.

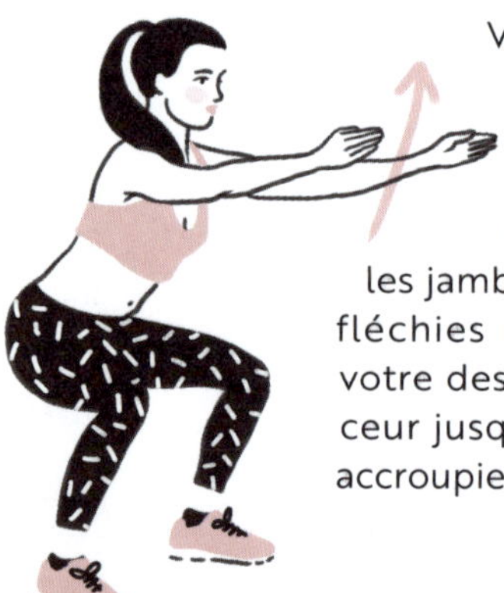

Votre corps doit être droit en l'air, vos mains au-dessus de la tête. Atterrissez les jambes légèrement fléchies en contrôlant votre descente en douceur jusqu'à la position accroupie.

menu DU JOUR

PETIT DÉJEUNER

Granola maison

DÉJEUNER

Salade au chèvre chaud

Dessert décalé
1 fruit + 10 g de noisettes

DÎNER

Soupe aux carottes
et lentilles
Salade verte

Recette du petit déjeuner

GRANOLA MAISON

Temps de préparation
10 minutes

Cuisson
45 minutes

Ingrédients (1 portion)
2 tasses à thé d'avoine
1 tasse à thé de graines de potiron
1 tasse à thé de noix
3 c. à s. d'huile de colza
3 c. à c. de sirop d'érable
2 c. à c. de cannelle
1 tasse à thé de fruits secs de votre choix (facultatif)

Très facile à faire et beaucoup plus faible en sucre ajouté que les variétés commerciales. Une portion correspond à 2 c. à s. que vous pouvez servir avec du yaourt ou du lait et des fruits frais selon votre choix !

- Chauffez le four à 160 °C.
- Versez l'avoine, les graines et les noix dans un grand bol.
- Chauffez l'huile et le sirop d'érable à feu doux dans une casserole pendant 5 minutes et ajoutez la cannelle. Versez sur les ingrédients secs et mélangez.
- Étalez le tout sur une plaque à pâtisserie et mettez à cuire au four pendant 45 minutes, en remuant de temps en temps, jusqu'à ce que le mélange soit légèrement grillé.
- Retirez du four et laissez refroidir. Ajoutez les fruits séchés si vous le souhaitez et conservez le tout dans un contenant hermétique.

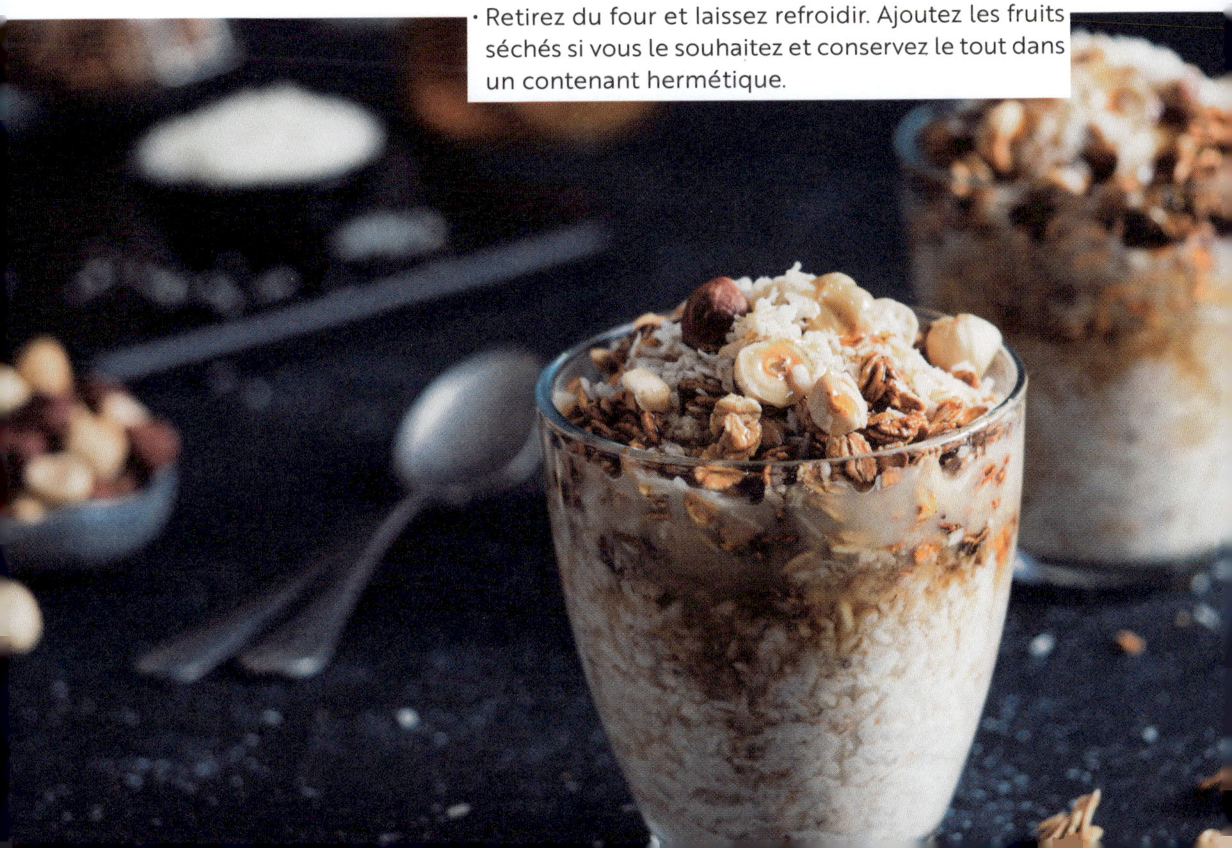

Jour 10

CONTRÔLEZ LES TAILLES DE VOS PORTIONS

La gestion de votre poids ne doit pas vous obliger à peser vos aliments constamment sous peine de transformer vos repas en corvée. Il est beaucoup plus facile de gérer vos portions avec vos mains. Elles vous aident à adapter la taille de vos portions à vos besoins. Les personnes qui ont de plus grandes mains ont tendance à être plus grandes et ont besoin d'un peu plus d'énergie. À l'inverse, celles qui ont des mains plus petites sont généralement plus petites et ont besoin d'un peu moins d'énergie.

Votre repas le plus léger

- **Axez-le sur des légumes,** grâce à une soupe, une salade ou un mélange de légumes cuits, comme la ratatouille..
- **Vous pouvez ajouter une petite portion de protéines,** comme 1 œuf, 4 cuillerées à soupe de lentilles ou quelques tranches de viande ou de poisson cuits. Ce peut être aussi une portion de fromage de la taille d'un pouce ou une poignée de fruits à coque ou de graines..
- **À vous de choisir si vous voulez manger des céréales, des pommes de terre ou du pain** lors de ce repas. Si vous avez faim ou si vous en avez envie, allez-y !
- **Et 1 c. à c. d'huile ou beurre** pour la cuisson et l'assaisonnement.

Au repas principal (déjeuner ou dîner)

-1-

Les légumes : 2 paumes de main (ou 8 c. à s.). Commencez toujours par les légumes en en garnissant systématiquement la moitié de votre assiette. Essayez d'en avoir au moins 2 différents par repas, ce qui vous donnera 2 de vos 5 portions de fruits et légumes pour la journée.

-2-

Les protéines : 1 paume de main (ou 4 c. à s.). Cela représente un petit filet de viande, de volaille ou de poisson. Pour les protéines végétales, pensez au tofu, aux lentilles ou aux haricots.

-3-

Les glucides et pommes de terre : 1 paume de main (ou 4 c. à s.). Gardez en tête que votre portion de glucides devrait être de la même taille ou plus petite que votre portion de protéines..

-4-

Les graisses : 1 c. à c. (soit une portion). Le but est d'assaisonner plutôt que de noyer vos aliments !!

L'assiette équilibrée de Charlotte

L'EAU EST UN SUPER-ALIMENT !

Buvez de l'eau ou du thé ou du café sans sucre. Limitez le jus de fruits à un petit verre par jour.

N'AYEZ PAS PEUR DU BON GRAS !

Mangez les bons types de gras, tels que l'huile d'olive. Consommez modérément les graisses saturées telles que le beurre et la viande rouge.

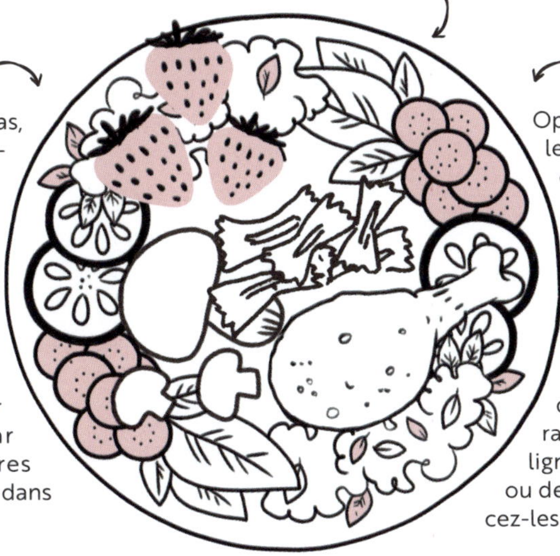

LA PUISSANCE DES PROTÉINES !

Optez pour le poisson, la volaille, les légumes secs et les fruits à coque. Consommez viande rouge et charcuterie de façon modérée, 1 à 2 fois par semaine.

ON ADORE LES LÉGUMES !

L'objectif est de manger au moins 5 légumes par jour. Les pommes de terres et les frites ne comptent pas dans les légumes...

BRUN ET CHIC !

Mangez des féculents complets de préférence aux féculents raffinés. Si vous voulez garder la ligne, limitez les féculents à une ou deux rations par jour et remplacez-les par des légumes.

Jour 10

à SAVOIR

LES GLUCIDES LE SOIR

C'est permis ! Les glucides aident indirectement à favoriser le sommeil en optimisant notre production de sérotonine, un neurotransmetteur qui favorise le bien-être, l'endormissement et la relaxation. Si vous dormez mal, ajoutez une portion de céréales à votre dîner!

Je bouge

Debout, les pieds écartés de la largeur des hanches, pliez les genoux de façon à avoir les cuisses parallèles au sol et placez les mains derrière la tête.

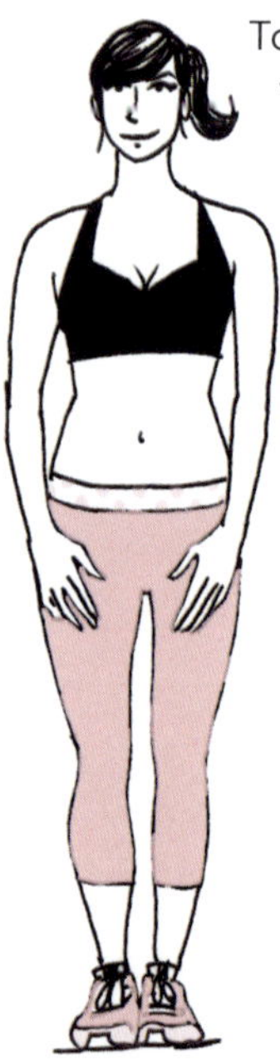

Tournez le haut du corps vers la droite, en plaçant le coude gauche à l'extérieur du genou droit. Ne laissez pas les hanches se tordre – pensez plutôt à poser les côtes gauches sur la cuisse droite.

Revenez par le centre et tournez de l'autre côté.

Faites 20 répétitions.

menu DU JOUR

PETIT DÉJEUNER

1 œuf sur une tranche de pain complet avec une tomate tranchée

DÉJEUNER

Salade de pois chiches

COLLATION

Des crudités trempées dans de l'houmous

DÎNER

Saumon grillé aux légumes rôtis

Recette du dîner

SAUMON GRILLÉ AUX LÉGUMES

Temps de préparation
10 minutes

Cuisson
45 minutes

Ingrédients (1 portion) avec un supplément de légumes pour une salade
1 filet de saumon
1 petit oignon rouge émincé
1 petit poivron rouge en morceaux
1 petite courgette en tranches
1 petite aubergine en tranches
1 filet d'huile d'olive
le jus d'½ citron
1 pincée d'herbes mélangées
1 c. à s. de yaourt nature
de la menthe fraîchement hachée

Sain, gourmand et facile à préparer, ce plat a tout bon !

- Chauffez le four à 220 °C.
- Déposez tous les légumes sur une plaque à pâtisserie et arrosez d'un filet d'huile d'olive. Faites rôtir pendant 25 minutes.
- Sortez du four, disposez le saumon sur les légumes avec une pincée d'herbes mélangées et laissez cuire encore 20 minutes.
- Retirez du four. Pressez le jus du citron sur le saumon et servez avec la sauce.
- Accompagnez de 4 c. à s. de riz ou de quinoa cuit.

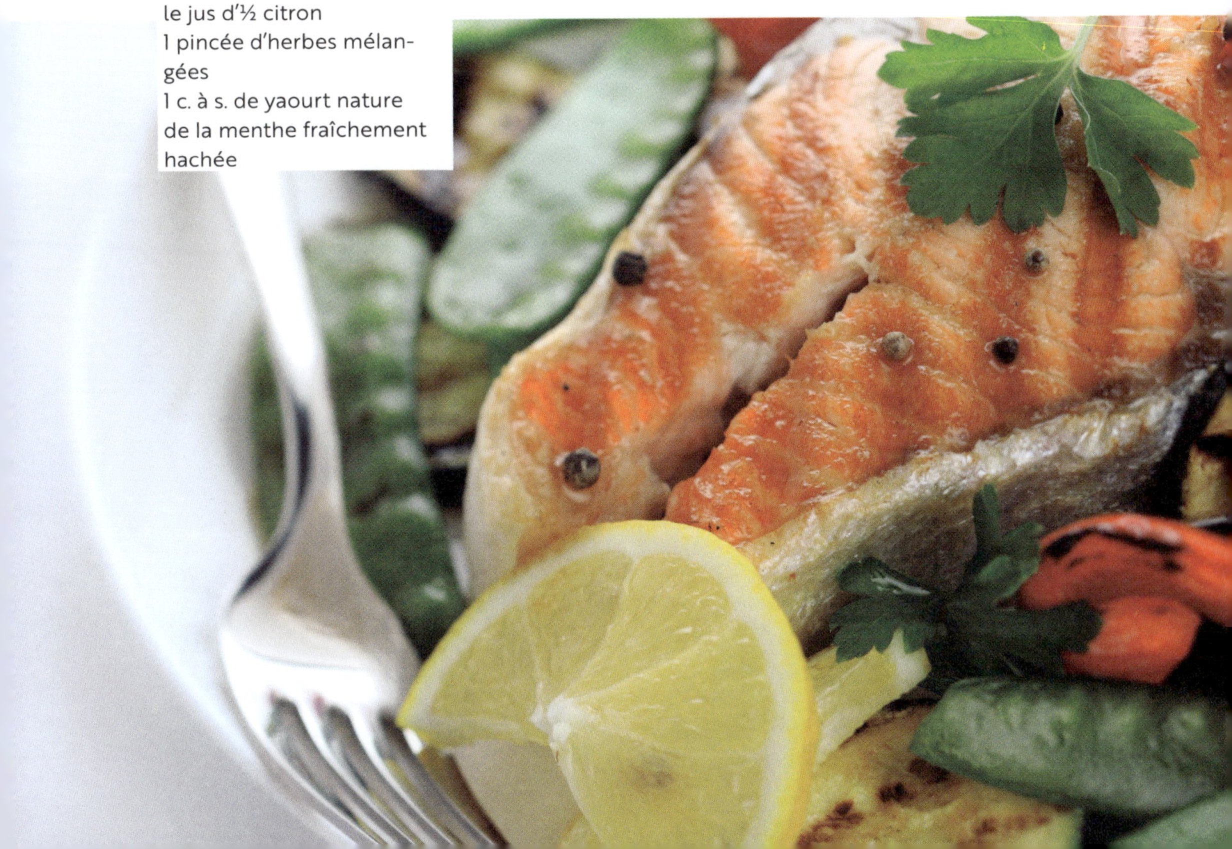

Jour 11

APPRENEZ À MANGER EN PLEINE CONSCIENCE

Issue du bouddhisme, l'alimentation consciente (ou alimentation intuitive) n'est pas un régime, mais une approche qui aide à cultiver la conscience de ce que l'on mange et de l'impact de nos choix alimentaires sur nous et sur le monde qui nous entoure. C'est une approche qui peut aider à changer notre comportement face à la nourriture.

Pleine conscience et perte de poids

- **L'alimentation consciente peut compléter une alimentation équilibrée.** Elle peut vous rendre plus conscient de vos choix alimentaires et de leur impact sur votre forme et votre bien-être.
- **À elle seule, une alimentation consciente ne vous fera pas perdre du poids.** Elle ne devrait pas être utilisée ou commercialisée comme stratégie de perte de poids. Mais elle peut aider à contrôler le poids et à se sentir plus à l'aise avec les aliments..
- **Une alimentation consciente aide à réduire le stress et la tension au moment des repas.** Elle vous permet de vous concentrer sur le plaisir.

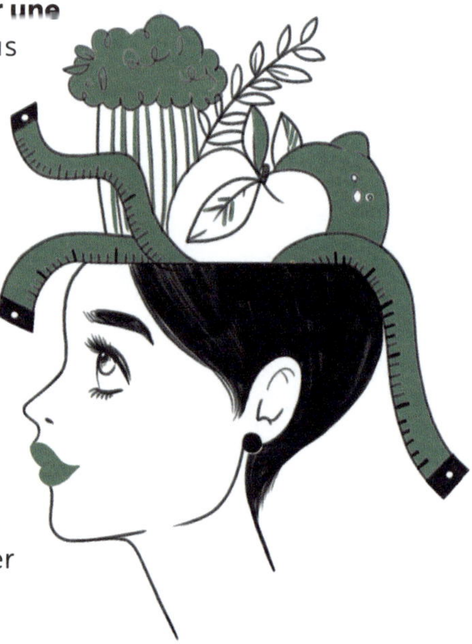

ZOOM sur

L'ALIMENTATION CONSCIENTE

Le principe est de concentrer son attention sur ce que l'on mange.

Cela contribue à en amplifier la saveur et à rendre son repas plus agréable. Prenons l'exemple d'un raisin sec : examinez sa forme et sa texture avant de le placer dans votre bouche, de le sucer pendant quelques secondes, de le mâcher doucement et de vous concentrer sur son goût pendant que vous mastiquez. Ça marche aussi avec des pépites de chocolat noir !

Prenez le temps de savourer les aliments.

Vous n'avez pas besoin de mastiquer chaque bouchée trente fois, mais vous pouvez goûter vos aliments plutôt que de les avaler rapidement. Prenez le temps de mâcher et n'hésitez pas à poser votre couteau et votre fourchette sur le côté de votre assiette entre chaque bouchée.

Restez concentré.

Manger en regardant la télévision ou votre téléphone empêche de se concentrer sur la nourriture. Or c'est une condition nécessaire pour que votre cerveau reconnaisse un aliment.

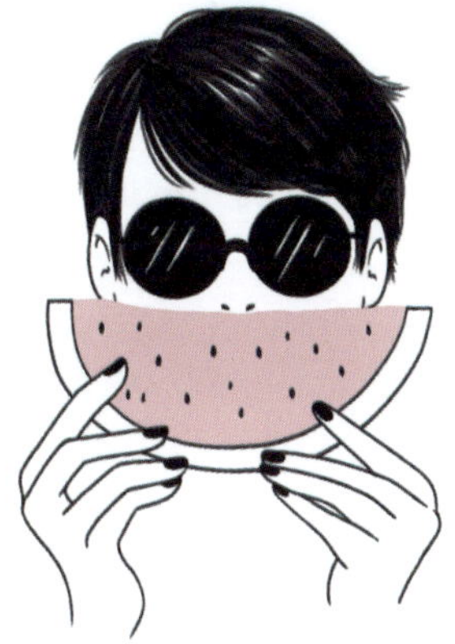

Ne portez pas de jugement.

Au cours de ces deux premières semaines, nous avons vu qu'il est logique de limiter ou de modérer certains aliments, tels que ceux à volume faible et à forte densité ou bien les boissons alcoolisées. Mais nous n'avons rien interdit ni ostracisé. Ainsi, lorsque vous mangez des aliments moins sains, ou lorsque vous « faites une entorse à votre régime », ne vous flagellez pas, acceptez-le et passez à autre chose.

Jour 11

Les astuces pleine conscience

- **Identifiez ce qui vous pousse à manger.** Le stress, l'anxiété ou l'ennui sont souvent à l'œuvre (voir page 76).
- **Soyez reconnaissant.** Prenez 10 secondes pour manifester votre gratitude devant un repas nourrissant et traiter votre nourriture avec respect..
- **Soignez la présentation de votre assiette.** Jouez avec les couleurs et les textures pour vous ancrer dans le présent.
- **Concentrez-vous sur un repas à la fois.** Si vous mangez moins sainement ou si vous avez fait de mauvais choix, passez à autre chose et, la prochaine fois, visez une expérience plus positive !

Je bouge

Placez-vous le dos droit contre un mur, les bras le long du corps, les abdos serrés. Laissez-vous glisser le long du mur jusqu'à ce que vos cuisses fassent un angle de 90 degrés avec vos tibias. Votre dos (les lombaires) doit être bien calé contre le mur pour ne pas vous faire mal. Maintenez la position 30 secondes.

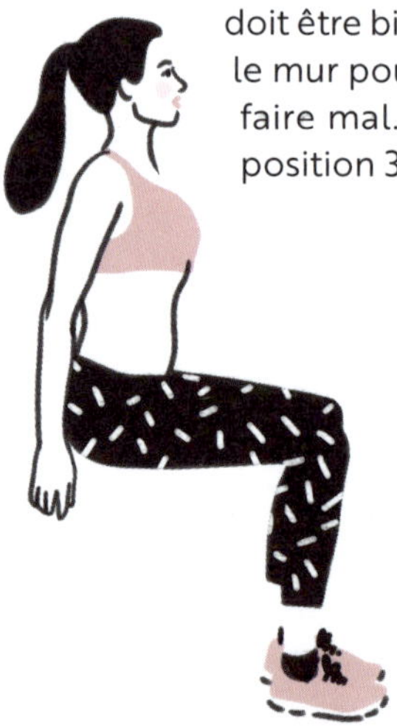

menu DU JOUR

PETIT DÉJEUNER

Du pain de seigle tartiné de purée d'amandes avec des tranches de banane

DÉJEUNER

Steak haché ou végétal
Salade mixte

COLLATION

1 gâteau de riz avec des pommes tranchées

DÎNER

Soupe bien-être

Recette rapide

SOUPE BIEN-ÊTRE

Temps de préparation
10 minutes

Cuisson
35 minutes

Ingrédients (3 à 4 portions)
1 poireau finement haché
1 c. à s. d'huile d'olive
1 grosse carotte coupée en dés
1 branche de thym
1 grosse courgette coupée en demi-rondelles
1 poivron rouge coupé en morceaux
4 c. à s. de quinoa cuit
4 c. à s. de petits pois chiches en boîte
750 ml de bouillon de légumes
1 poignée de pois surgelés
1 poignée de pousses d'épinards

Pour le pesto de persil
1 botte de persil frais
2 gousses d'ail
30 g de parmesan
60 g de noix
50 ml d'huile d'olive
Sel et poivre

Faites le plein de couleurs, de textures et de goûts pour vous aider à rester dans le présent !

- Faites chauffer l'huile d'olive dans un fait-tout, mettez le poireau et laissez cuire pendant 5 minutes.
- Ajoutez les carottes et le thym et poursuivez la cuisson pendant 5 minutes. Puis mettez les courgettes et le poivron rouge, laissez cuire encore 5 minutes avant de verser le bouillon. Portez à ébullition et laissez mijoter doucement pendant 10 minutes.
- Ajoutez le quinoa et les pois chiches et laissez mijoter 5 minutes.
- Enfin, mettez les petits pois et les épinards et laissez cuire encore 5 minutes.
- Pendant la cuisson de la soupe, mettez tous les ingrédients du pesto dans un mixeur et mélangez jusqu'à l'obtention d'une sauce lisse.
- Servez chaque bol de soupe avec un filet de pesto.

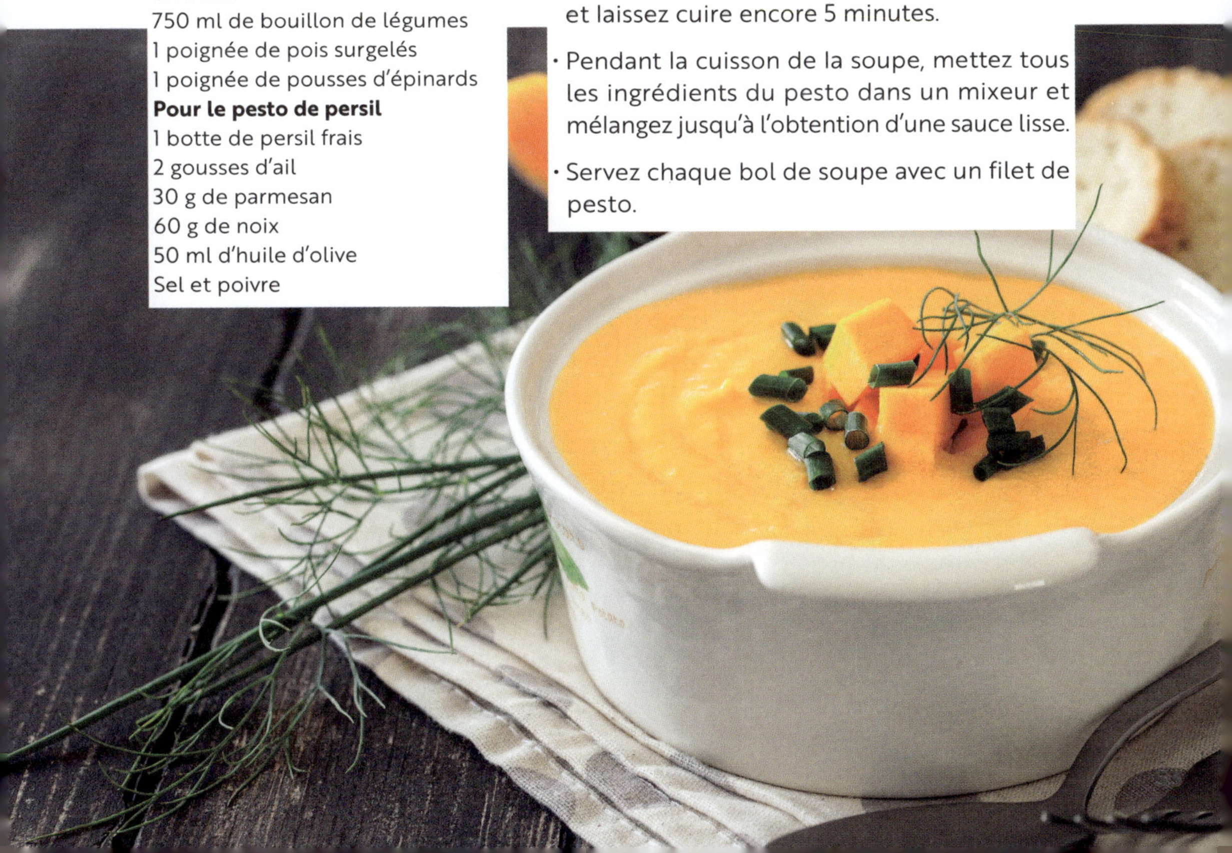

Jour 12

GÉREZ LA FAIM ÉMOTIONNELLE

De nos jours, il est très facile de manger pour de mauvaises raisons : la nourriture est partout. Vous vous ennuyez au travail ? Rendez-vous au distributeur automatique ! Fatigué ? Prenez un muffin pour augmenter votre niveau d'énergie. En colère ? Pensez à autre chose avec un paquet de chips. Cette faim émotionnelle est mauvaise car elle ajoute des calories inutiles à notre apport quotidien, et elle devient une habitude. Nous allons vous donner des conseils pour vous aider à faire la différence entre faim réelle et faim émotionnelle et apprendre à gérer cette dernière.

mes ASTUCES

Comment limiter les dégâts ? Mangez des aliments d'un volume important, pauvres en calories et difficiles à manger trop rapidement ! Essayez des noix dans leur coquille, du chewing-gum, une grande carotte, des légumes crus, un bol de fruits, des olives, des tomates cerises...

Trouvez des moyens non alimentaires de gérer vos émotions !

- **Fatigué ?** Essayez les tisanes, le thé ou le café. Asseyez-vous, reposez-vous.
- **En colère ?** Sortez marcher, attaquez-vous aux mauvaises herbes dans le jardin, défoulez-vous sur une balle...
- **Stressé ?** Prenez 5 respirations profondes, essayez une méditation de 5 minutes...
- **Déprimé ?** Appelez un ami proche, prenez une bonne tasse de thé relaxant.
- **Vous tournez en rond ?** On a aussi parfois le droit de ne rien faire ! Lire, regarder un film, se promener...

ZOOM *sur*

DISTINGUEZ LA FAIM ÉMOTIONNELLE DE LA VRAIE FAIM

LA FAIM ÉMOTIONNELLE

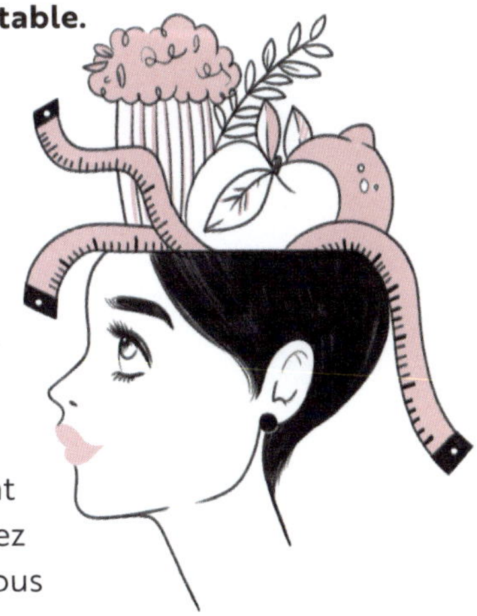

Il s'agit d'un besoin accablant, urgent et inconfortable. Vos émotions exigent que vous mangiez.

Cette « fausse » faim réclame des aliments spécifiques, généralement de faible volume, mais de haute densité et souvent pauvres sur le plan nutritionnel..

Elle n'est jamais satisfaite et ne s'arrête pas. Comme vous n'aviez pas vraiment faim au départ, le déclenchement du sentiment de satiété n'entre pas en jeu.

Elle vous fait vous sentir mal. Les émotions qui l'ont déclenchée sont toujours là. En plus, vous vous sentez coupable et mal à l'aise parce que vous savez que vous n'aviez pas vraiment faim.

LA VRAIE FAIM

Elle survient 3 à 4 heures après avoir mangé. Ce temps est plus court si votre repas n'était pas équilibré ! La vraie faim s'installe lentement, le signal s'intensifiant avec le temps..

Elle est satisfaite avec n'importe quel aliment. Bien sûr, cela peut être le chocolat ou un gâteau, mais aussi une pomme ou une carotte ! La vraie faim n'est pas difficile.

On a une bonne sensation de satiété après avoir mangé. Il est facile de s'arrêter et de se dire : « J'ai suffisamment mangé. » Le contrôle de l'appétit fonctionne parfaitement.

Jour 12

4 réflexes pour gérer la faim émotionnelle

- **Placez tout sur une assiette.** Une barre de 100 g de chocolat sur une assiette semble importante, mais il est très facile d'avaler cette quantité carré après carré.
- **Ralentissez !** Nos indicateurs de satiété ne commencent à signaler « la fin du match » que 20 minutes au mieux après les premières bouchées. Alors mangez lentement…
- **Ne mangez pas seul quand vous ressentez la faim émotionnelle.** Cherchez de la compagnie ou prenez un bon bain, mais essayez de vous éloigner de votre garde-manger !
- **Soyez gentil avec vous-même.** Cherchez à comprendre pourquoi vous mangez sans faim et comment vous pourriez éviter de le refaire.

Je bouge

Placez-vous à quatre pattes, la tête dans le prolongement du dos. Tendez la jambe gauche vers l'arrière et le bras droit vers l'avant. Tenez la position 30 secondes, puis inversez.

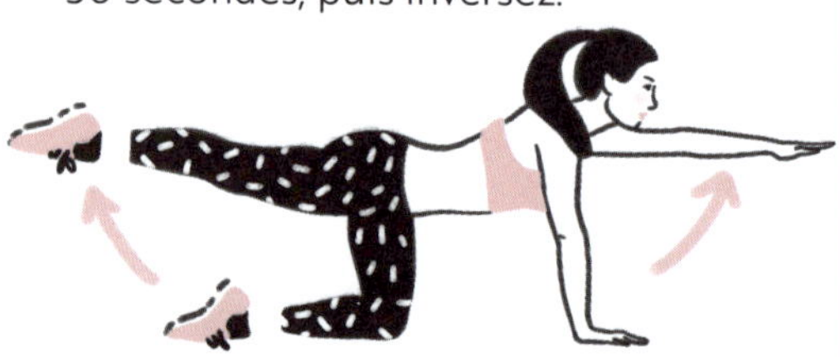

menu DU JOUR

PETIT DÉJEUNER

1 smoothie complet

DÉJEUNER

Poisson de votre choix
Poêlée de légumes

COLLATION

1 barre de céréales maison avec des fruits

DÎNER

Champignons crémeux sur toast

Recette rapide

CHAMPIGNONS CRÉMEUX SUR TOAST

Temps de préparation
5 minutes

Cuisson
10 minutes

Ingrédients (3 à 4 portions)
1 généreuse poignée de champignons bruns
1 c. à c. d'huile d'olive
1 petite gousse d'ail, écrasée
1 petit filet de sauce soja
25 g de fromage léger à l'ail et aux fines herbes
1 tranche de pain de seigle grillée
1 poignée de ciboulette fraîche, hachée
1 poignée de roquette

Un repas léger pour le dîner, mais aussi une bonne option pour le brunch.

- Lavez et tranchez les champignons. Faites chauffer l'huile d'olive dans une poêle, ajoutez les champignons et laissez cuire pendant 5 minutes.
- Ajoutez l'ail et la sauce soja et poursuivez la cuisson 3 à 4 minutes. Retirez du feu et incorporez le fromage en remuant. Assaisonnez de sel et de poivre.
- Garnissez le pain grillé du mélange en le saupoudrant de ciboulette et de roquette.

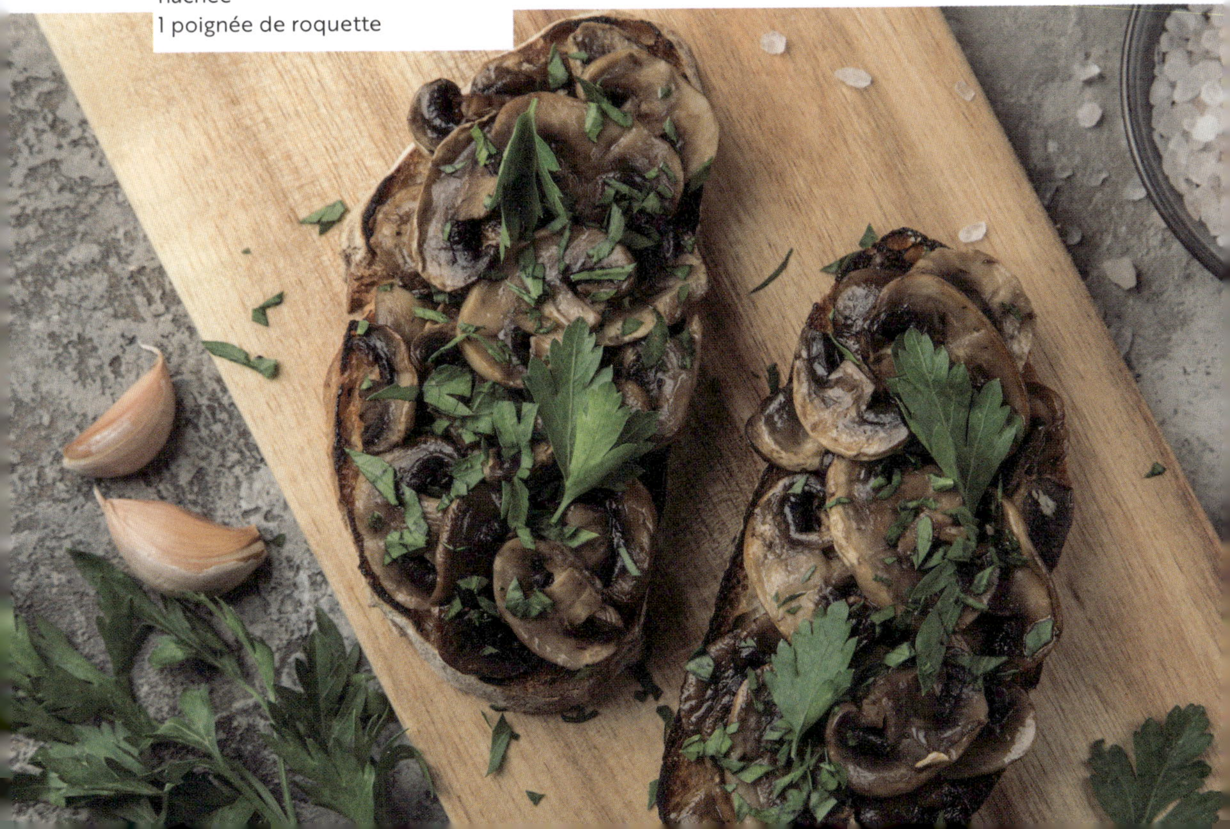

Jour 13

RESTEZ SUR LA BONNE VOIE

Les premiers jours d'un régime ont tendance à être les plus faciles. Vous êtes motivé, impatient de vous lancer et déterminé à perdre ces kilos supplémentaires. Puis, cela commence à paraître un peu plus difficile. Vous avez de plus en plus faim, la perte de poids n'est pas aussi rapide que vous l'espériez, vous vous sentez frustré et perdez votre motivation. Aujourd'hui, voici quelques conseils psychologiques pour vous maintenir sur la bonne voie.

Soyez réaliste

- **Un objectif réaliste est une perte de poids de 2 à 3 kg par mois** avec une alimentation équilibrée. Il est difficile de perdre du poids plus rapidement à moins de suivre un régime extrême, qui, en plus d'être impossible à suivre à long terme, expose à des risques de carences nutritives..
- **La perte de 5 à 10 % du poids d'origine améliore la santé.** Vous pouvez viser cet objectif, puis stabiliser votre poids, avant de chercher à obtenir 5 % de réduction additionnelle..
- **La stabilité est déjà synonyme de succès !** Si votre alimentation vous faisait prendre du poids régulièrement, changer vos habitudes pour éviter de continuer à en prendre est déjà une réussite !
- **Ne comparez jamais votre perte de poids à celle des autres.** Si deux personnes suivent exactement le même régime, leur perte de poids sera toujours différente.

Restez motivé !

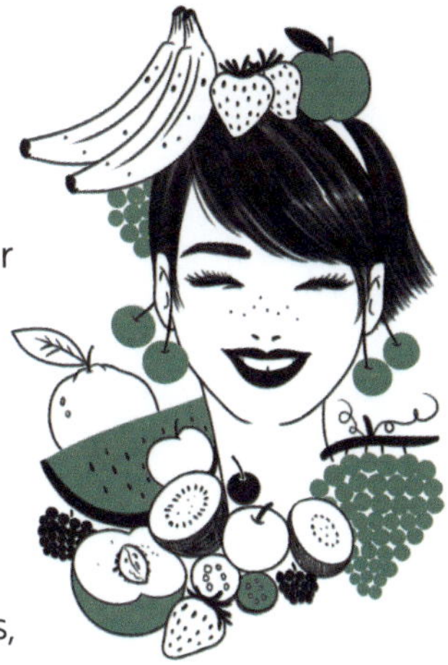

- **Si vous faites de la santé votre objectif, le contrôle du poids se fera naturellement.** Viser une alimentation saine (la majeure partie du temps !) est la meilleure façon de contrôler votre poids tout en optimisant votre santé..
- **Si vous avez faim,** assurez-vous de manger de gros volumes d'aliments à faible densité, comme des légumes et des soupes, ou ajoutez des aliments plus riches en protéines, comme des œufs ou du yaourt..
- **Dressez la liste de tous les points positifs du suivi de votre plan alimentaire.** Avez-vous plus d'énergie ? Vous sentez-vous moins fatigué ? Votre humeur est-elle plus stable ?
- **Accordez-vous une pause de temps en temps.** Si vous avez envie d'un aliment en particulier, savourez-le, puis remettez-vous sur les bons rails au prochain repas.

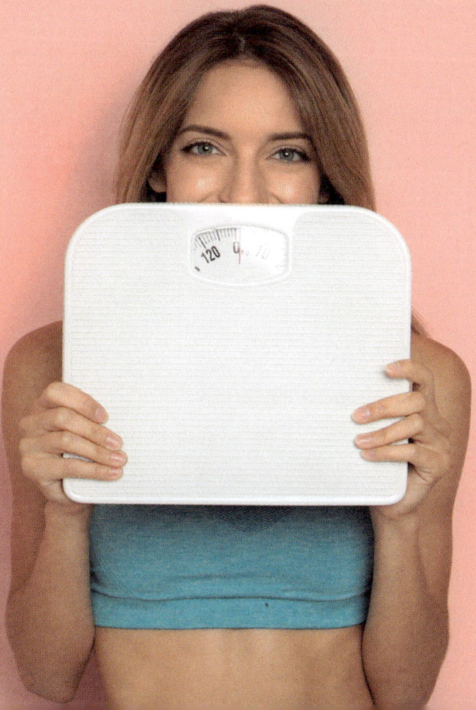

à SAVOIR

En suivant un régime hypocalorique ou en éliminant un groupe d'aliments, vous pouvez perdre rapidement 2 à 4 kg en 1 semaine (il est difficile de perdre plus). Mais cette approche n'aide pas à changer les habitudes, ce qui est essentiel au contrôle du poids à long terme. Elle peut aussi encourager un état d'esprit malsain en matière d'alimentation, les aliments étant catégorisés comme interdits ou mauvais.

Jour 13

Haro sur la frustration

- **Ne vous concentrez pas exclusivement sur votre poids.** Devenir obsédé par la perte de poids présente plus de risques d'avoir des conséquences négatives, notamment en déclenchant la faim émotionnelle incitant à se nourrir pour « absorber » sa déception.
- **Se concentrer sur une alimentation saine pour votre santé** peut aider à réduire colère ou frustration. Si vous avez régulièrement pris du poids au cours des ans, il est logique de s'attendre à ce que la perte de poids puisse prendre du temps.
- **Ne vous fixez pas d'objectifs qui vous restreignent.** Faites ce que vous avez à faire et soyez qui vous voulez être.

Je bouge

Au sol, prenez appui sur vos orteils et vos avant-bras, les coudes fléchis à 90 degrés. Placez vos coudes sous vos épaules et regardez vers le sol. Votre corps doit former une ligne parfaitement droite du sommet de votre tête jusqu'aux talons.

Maintenez cette position en vous concentrant sur vos muscles abdominaux et lombaires tendus pour éviter de plier les hanches. Essayez de rester ainsi pendant 30 secondes, faites une pause de 10 secondes et répétez 3 fois.

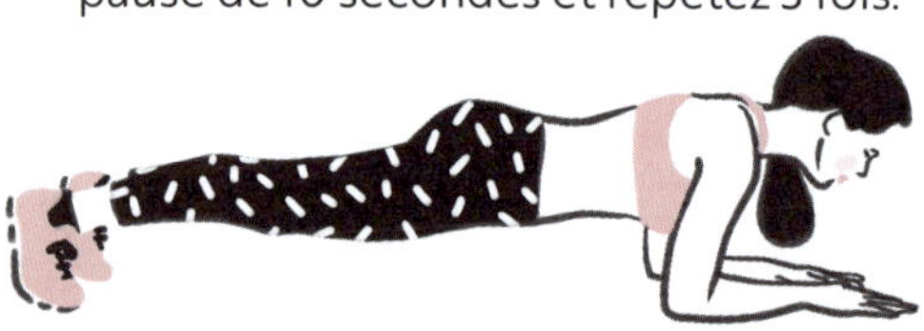

menu DU JOUR

BRUNCH

Œuf cocotte
1 c. à s. de dip aux sardines
(100 g de sardines en boîte
+ 60 g de fromage frais
+ 1 filet de jus de citron)
150 g de crudités

DÎNER

Canard à l'orange light
1 écart de votre choix

Recette rapide

CANARD À L'ORANGE LIGHT

Temps de préparation
10 minutes

Cuisson
30 minutes

Ingrédients (2 portions)
250 g d'aiguillettes de canard
1 patate douce, pelée et coupée en cubes
½ c. à c. de cinq-épices
1 filet d'huile d'olive
Sel et poivre
1 petite orange, pelée et coupée en quartiers
1 poignée de feuilles de salade
1 filet de vinaigre balsamique

Un délicieux switch plein de saveurs d'un grand classique !

- Préchauffez le four à 200 °C. Déposez les dés de patate douce sur une plaque à pâtisserie, arrosez d'huile d'olive, de cinq-épices et assaisonnez. Faites rôtir pendant 30 minutes.
- Environ 10 minutes avant la fin de la cuisson, assaisonnez le canard et faites-le cuire dans une poêle à frire, en ajoutant un peu d'huile d'olive si nécessaire, 2 à 3 minutes de chaque côté. Retirez du feu et arrosez de vinaigre balsamique.
- Déposez les feuilles de salade dans un plat avec les quartiers d'orange, disposez les dés de patate douce sur le dessus, puis le canard. Dégustez !

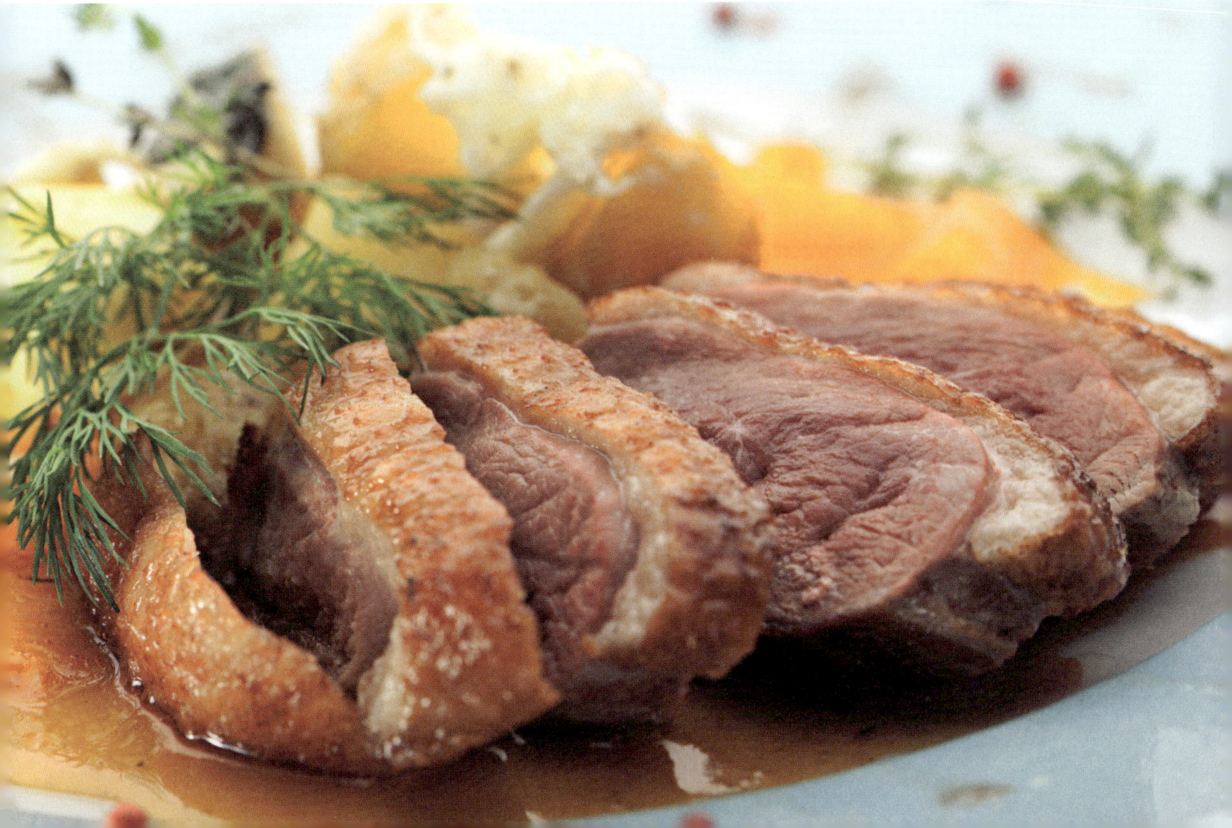

Jour 14

BOOSTEZ VOTRE PERTE DE POIDS

À défaut de pouvoir brandir une baguette magique pour accélérer la perte de poids, nous allons examiner aujourd'hui s'il est possible d'aider à optimiser le métabolisme (le rythme auquel on brûle les calories) à l'aide de certaines habitudes à intégrer dans sa routine.

Évitez les suppléments alimentaires

- **Les aides à la perte de poids n'ont pas d'efficacité scientifiquement prouvée.** Elles agissent en ciblant soit le métabolisme, soit le contrôle de l'appétit, soit la réduction de la quantité d'énergie absorbée, par exemple en réduisant l'absorption des graisses après un repas.
- **Deux exceptions : le thé vert et la caféine.** Ce sont les deux seuls suppléments pour lesquels des études ont démontré un impact sur la perte de poids. Certaines études ont trouvé une augmentation de 3 à 4 % du taux métabolique ainsi qu'une réduction plus importante de la masse grasse. D'autres études n'ont pas montré de différence significative.

ZOOM sur

NOS HORMONES ET LA FAIM

Nos gènes peuvent influencer notre appétit ! Certains types de gènes nous prédisposent aux envies de manger, à une signalisation altérée de satiété (de sorte que nous ne nous sentons pas rassasiés) et même à une sensibilité accrue aux goûts amers.

L'hormone de l'appétit est la ghréline

Elle est sécrétée principalement par l'estomac quand il commence à se vider de son contenu. Elle envoie des signaux au cerveau, qui stimule alors notre appétit. Puis la leptine, hormone sécrétée par les cellules graisseuses, signale au cerveau que les besoins énergétiques sont satisfaits et que l'on n'a plus besoin de continuer à manger.

Le rôle central de la thyroïde

Située dans le cou, elle sécrète des hormones qui contrôlent et équilibrent les besoins énergétiques. Dans des conditions normales, elle est très efficace pour gérer ce processus. Mais une thyroïde sous-performante peut entraîner un gain de poids ou de la difficulté à perdre du poids (ainsi que d'autres symptômes). Une thyroïde surperformante (moins fréquent) peut causer une perte de poids lorsque le taux métabolique augmente et que l'on brûle trop d'énergie.

L'insuline aide à réguler le contrôle de la glycémie

Elle déclenche le processus de stockage de l'énergie à l'intérieur des cellules. Les dysfonctionnements de l'insuline ont un impact négatif sur les mécanismes de stockage.

Jour 14

Stimuler la perte de poids naturellement !

- **L'activité physique aide à maintenir la masse musculaire** (qui contribue à brûler efficacement l'énergie). Continuez donc à faire de l'exercice !
- **Mangez suffisamment de protéines.** Elles aident non seulement à optimiser la satiété, mais utilisent aussi plus de calories pendant la digestion..
- **Pensez épicé !** Il y a un ingrédient dans le piment, la capsaïcine, qui augmente notre taux métabolique et aide à améliorer la satiété, ce qui réduit notre appétit.
- **Buvez du café et du thé.** Ils sont tous deux une riche source d'antioxydants – ces superhéros qui protègent nos cellules et nos organes.

Je bouge

Faites danser les abdominaux

Placez-vous à quatre pattes sur le sol, les mains sous les épaules. Vos genoux doivent être pliés à 90 degrés, sous vos hanches.

Contractez vos abdominaux et tendez un bras vers l'avant de façon que votre bras soit proche de votre oreille. En même temps, allongez la jambe opposée derrière vous. Revenez à la position initiale et faites de même de l'autre côté. Essayez de ne pas bouger les hanches et d'étirer la colonne vertébrale.

Effectuez 10 répétitions.

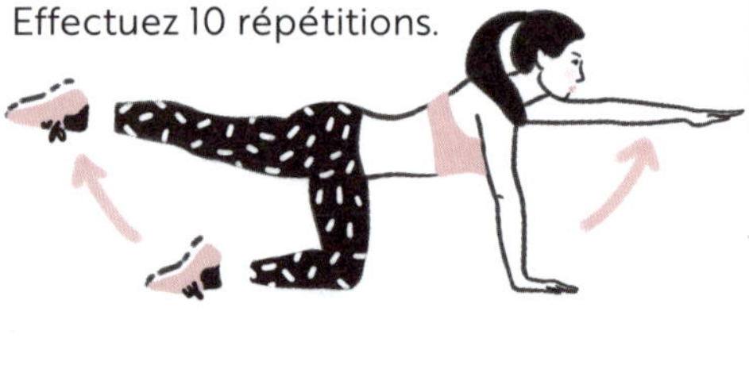

Menu du jour

BRUNCH

2 c. à s. de dip aux sardines
2 galettes de riz ou céréales
1 tomate
1 fruit + 1 yaourt

DÎNER

Soupe épicée aux lentilles et tomates
1 écart de votre choix

Recette rapide

SOUPE ÉPICÉE AUX LENTILLES ET TOMATES

Temps de préparation
10 minutes

Cuisson
40 minutes

Ingrédients (2 portions)
1 c. à c. d'huile d'olive
1 oignon haché
1 branche de céleri en tranches
1 gousse d'ail, écrasée
1 c. à c. de coriandre moulue
1 c. à c. de cumin moulu
½ c. à c. de curcuma
½ c. à c. de poudre de piment
1 pincée de cannelle
1 tasse de lentilles corail
3 tasses de bouillon de légumes (fait avec 1 cube de bouillon)
4 c. à s. de lait de coco
1 poignée de coriandre hachée
Le jus de 1 citron vert
Sel et poivre

Une soupe pleine d'épices pour réchauffer les corps et les esprits !

- Faites chauffer l'huile dans une grande casserole à feu moyen.
- Ajoutez l'oignon et laissez cuire pendant 5 minutes. Puis le céleri, l'ail et les épices pendant 2 à 3 minutes.
- Versez les lentilles et le bouillon, portez le tout à ébullition, réduisez le feu et laissez cuire pendant 30 minutes.
- Retirez du feu, ajoutez le lait de coco, la coriandre hachée et un filet de jus de citron vert.
- Assaisonnez selon votre goût.

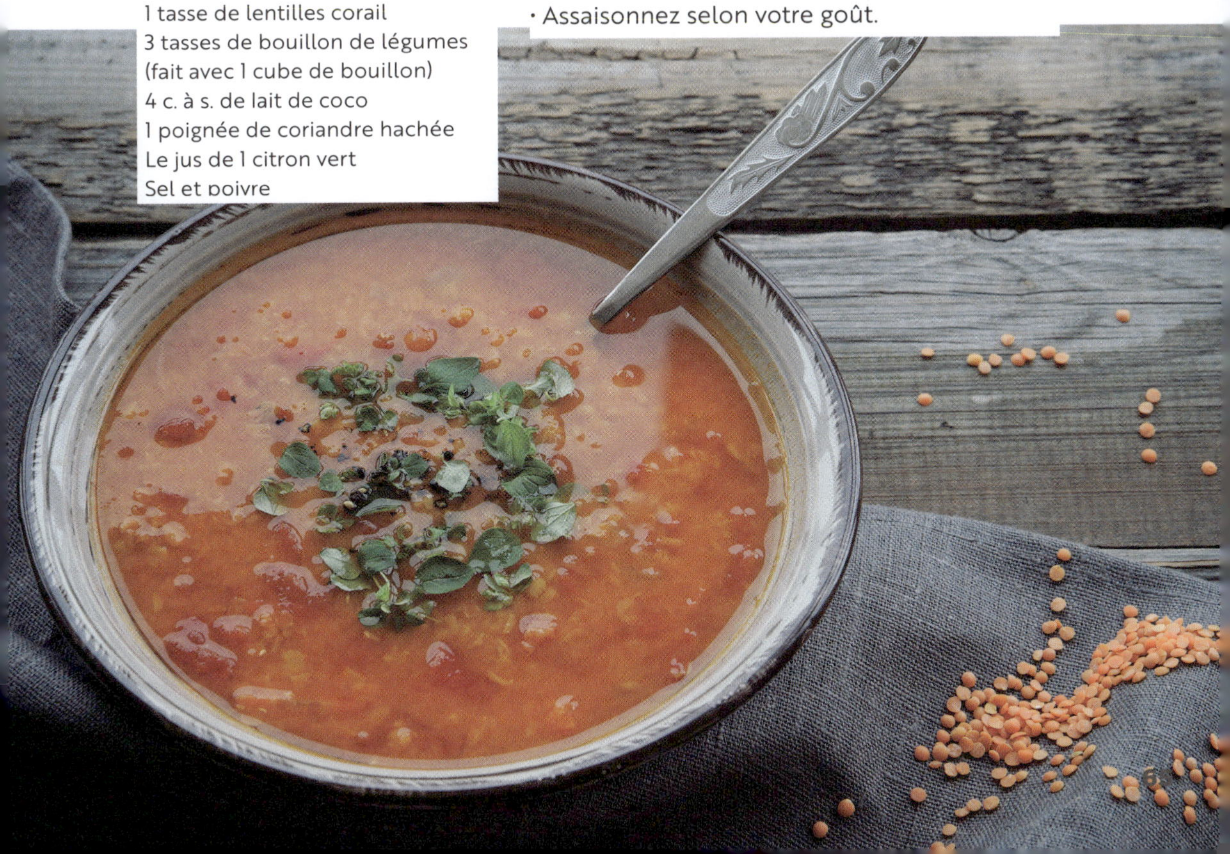

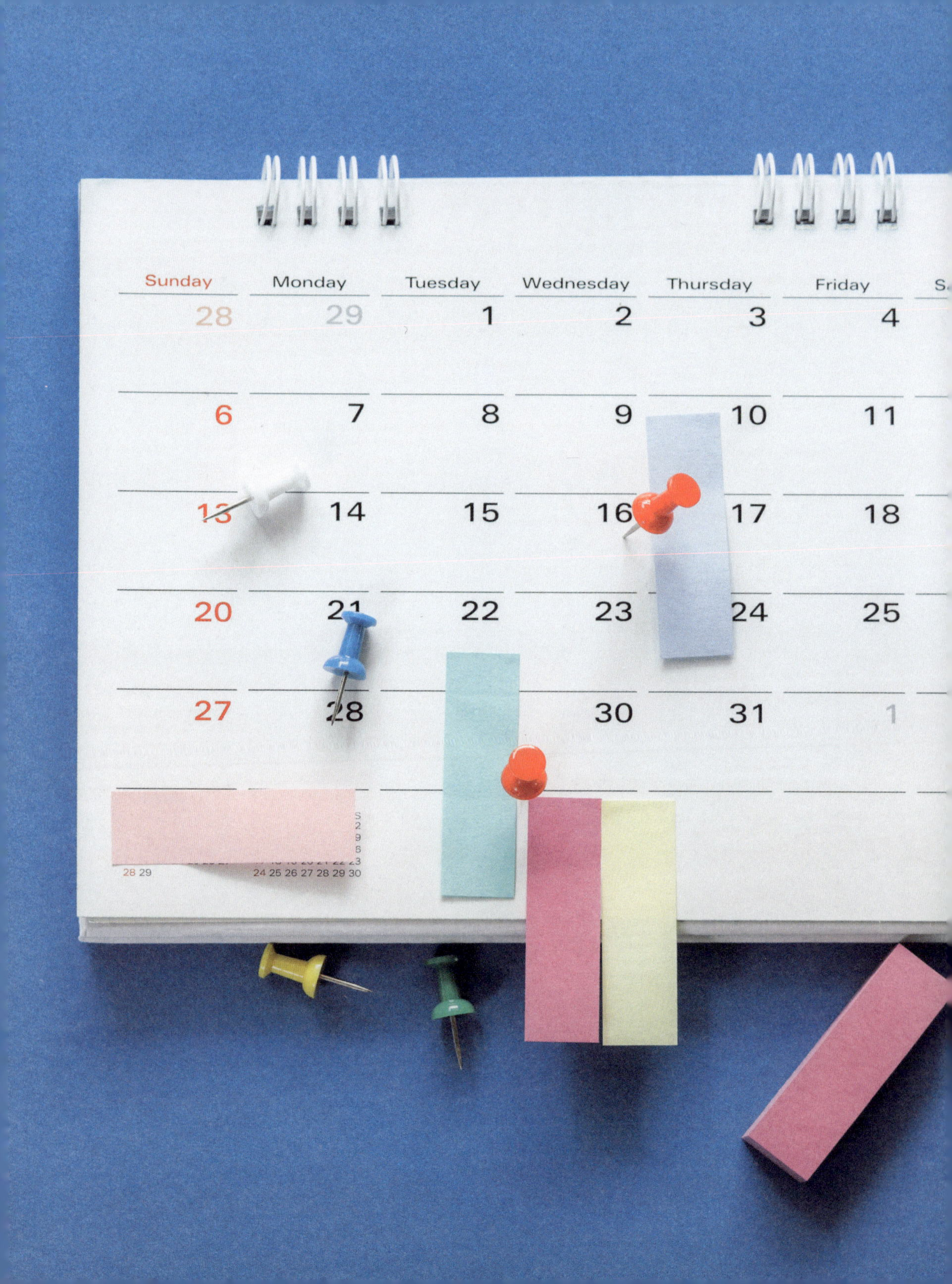
Sunday
Monday
Tuesday
Wednesday
Thursday
Friday
28 29 1 2 3 4
6 7 8 9 10 11
13 14 15 16 17 18
20 21 22 23 24 25
27 28 30 31 1
28 29
24 25 26 27 28 29 30

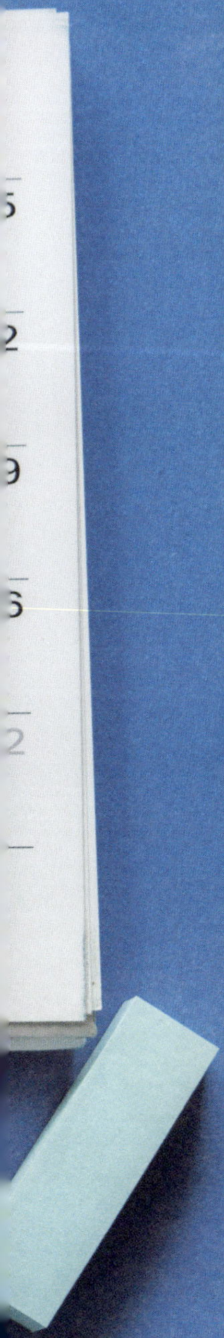

Semaine 3

PLAN D'ATTAQUE MINCEUR

La perte de poids n'est pas seulement une question de nourriture ! Pour l'instaurer de façon durable, il faut se concentrer sur l'optimisation de l'exercice, du sommeil et de la gestion du stress, c'est pourquoi nous allons étudier des techniques pour vous aider à établir ces bases importantes.
Nous examinons également plus en détails les types d'aliments qui peuvent entraver le contrôle du poids, comme le sucre et l'alcool.
Enfin, nous introduirons l'entraînement à intervalle à haute intensité (plus connu sous le nom de HIIT, pour High Intensity Interval Training , en anglais) dans notre programme d'exercice car il est une méthode efficace pour brûler les graisses en relativement peu de temps.

Jour 15

EXERCICE PHYSIQUE ET GESTION DU POIDS

Pour maigrir, nous devrions bouger autant que possible dans nos activités quotidiennes et limiter le temps que nous passons en position statique, comme la position assise.

Nous vous avons donné des stratégies quotidiennes pour vous aider à bouger davantage. Aujourd'hui, nous allons renforcer le rôle de l'exercice dans la gestion du poids ainsi que fournir des idées supplémentaires pour devenir plus actif.

Bougez pour rester en bonne santé

- **L'exercice contribue à diminuer les niveaux de stress et d'anxiété** par la libération de neurotransmetteurs qui favorisent le calme et le bien-être.
- **Il aide à renforcer la densité osseuse et à maintenir la masse musculaire.** Le but de la perte de poids est de perdre de la graisse, car notre tissu musculaire nous maintient en bonne santé !
- **Il aide à protéger nos cellules et nos organes.** Il réduit le risque de maladies chroniques comme les maladies cardiovasculaires et le diabète de type 2.
- **Véritable remède anti-âge,** il aide à maintenir une composition corporelle saine.

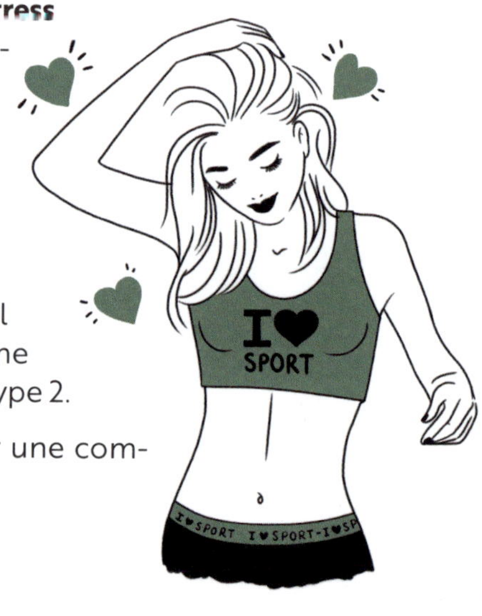

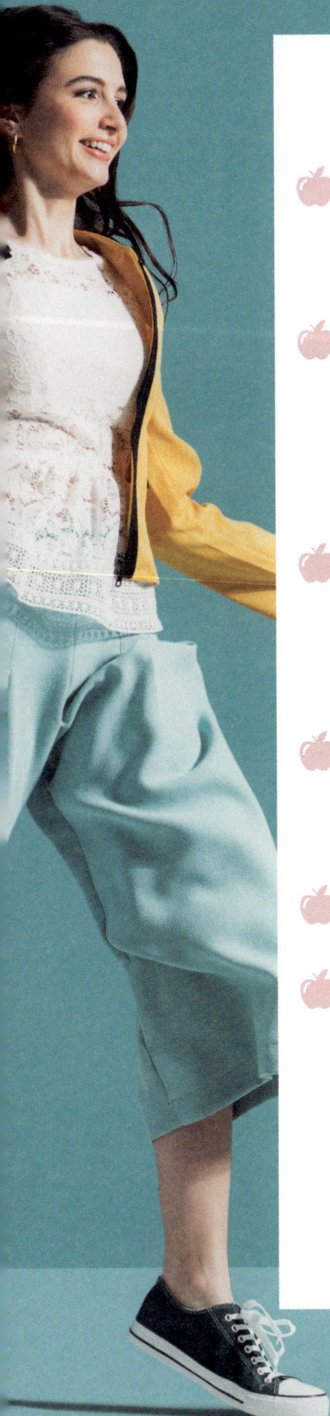

Comment bouger plus au quotidien ?

- **L'objectif est de bouger le plus possible,** il n'est pas nécessaire que ce soit du « sport ». Jardiner, danser, marcher, pédaler, soulever des objets, porter, faire du shopping sont autant d'actions qui « comptent ».
- **Réduisez le temps pendant lequel vous êtes statique :** vous pouvez regarder les écrans en étant debout et mobile. Même si vous travaillez assis, vous pouvez vous astreindre à vous lever et à vous déplacer pendant quelques minutes, toutes les heures. Vous pouvez tout faire debout, si ce n'est dormir !
- **Trouvez une activité que vous aimez et exercez-la sur le long terme !** Il ne sert à rien de pratiquer une activité physique que vous n'aimez pas, car vous ne tiendrez pas à long terme. Réfléchissez à quelque chose que vous avez hâte de faire : vous devriez vouloir le faire, et non pas vous sentir obligé.
- **Essayez de planifier une activité dès le matin,** avant le début du travail, car il est tout à fait possible que des échéances et des engagements surviennent pendant la journée, ce qui vous empêchera de pratiquer votre activité plus tard.
- **Prenez votre engagement physique aussi au sérieux que les autres.** Choisissez un jour et une heure et tenez-vous-y.
- **Soyez innovant et cherchez des occasions de bouger. Par exemple :** rester debout en parlant au téléphone. Chercher les raisons de prendre les escaliers – pour une pause-café, pour aller aux toilettes, pour les réunions. Remplacer votre chaise par un ballon de sport. Penser à faire les réunions de travail en marchant. Remuer le plus possible en bougeant les jambes/les bras, « en faisant des pompes » avec les jambes, en faisant les mouvements « talon/orteil »...

Jour 15

Sport et minceur, les idées fausses

- **On a tendance à penser que si l'on fait de l'exercice, on va maigrir.** Si vous ne changez pas votre alimentation, vous devrez faire au moins 1 heure de sport intensif par jour pour perdre du poids.
- **On a tendance à manger plus après une séance de sport.** Le risque est d'absorber plus de calories que celles qui ont été éliminées.
- **On a tendance à moins bouger dans la vie quotidienne après une séance de sport intense.** Si vous faites une séance de sport, mais que vous ne bougez pas le reste de la journée, cela « équilibre » votre apport énergétique pour la journée.

Je bouge

Cette semaine, nous allons ajouter un peu de HIIT à votre activité quotidienne ! Des études indiquent que cela peut aider à brûler les graisses, mais le plus important, c'est que c'est amusant !

Votre objectif aujourd'hui est de courir aussi vite que possible pendant 30 secondes au cours de votre marche de 30 minutes, puis de reprendre votre marche à un rythme normal pendant 2 à 3 minutes, avant de courir de nouveau pendant 30 secondes. Répétez cela de 3 à 5 fois.

Si vous ne courez pas, vous pouvez simplement marcher aussi vite que possible pendant 30 secondes !

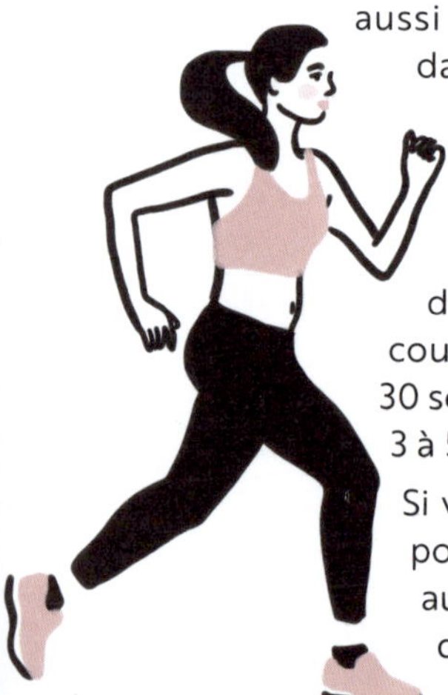

menu DU JOUR

PETIT DÉJEUNER

1 œuf sur une tranche de pain complet avec une tomate tranchée.

DÉJEUNER

Salade de légumes rôtis et poulet

COLLATION

Boules d'énergie

DÎNER

Fritatta aux petits pois

Recette rapide

BOULES D'ÉNERGIE

Temps de préparation
15 minutes

Repos
2 heures au frais

Ingrédients
(10 petites boules)
1 bol d'amandes émondées
8 dattes medjool dénoyautées
1 c. à s. de poudre de cacao
1 c. à s. d'huile de coco
Le zeste d'½ orange
1 pincée de cannelle
3 c. à s. de noix de coco râpée

Parfaites pour une collation avant ou après le sport.

- Préchauffez le four à 200 °C. Déposez les amandes sur une plaque à pâtisserie et faites-les rôtir au four pendant 10 minutes.
- À l'aide d'un mixeur, mélangez les amandes jusqu'à l'obtention de la consistance d'une fine chapelure. Ajoutez les autres ingrédients, sauf la noix de coco râpée et formez 10 petites boules.
- Versez la noix de coco râpée dans un bol et roulez-y les boules. Mettez au réfrigérateur pendant au moins 2 heures.

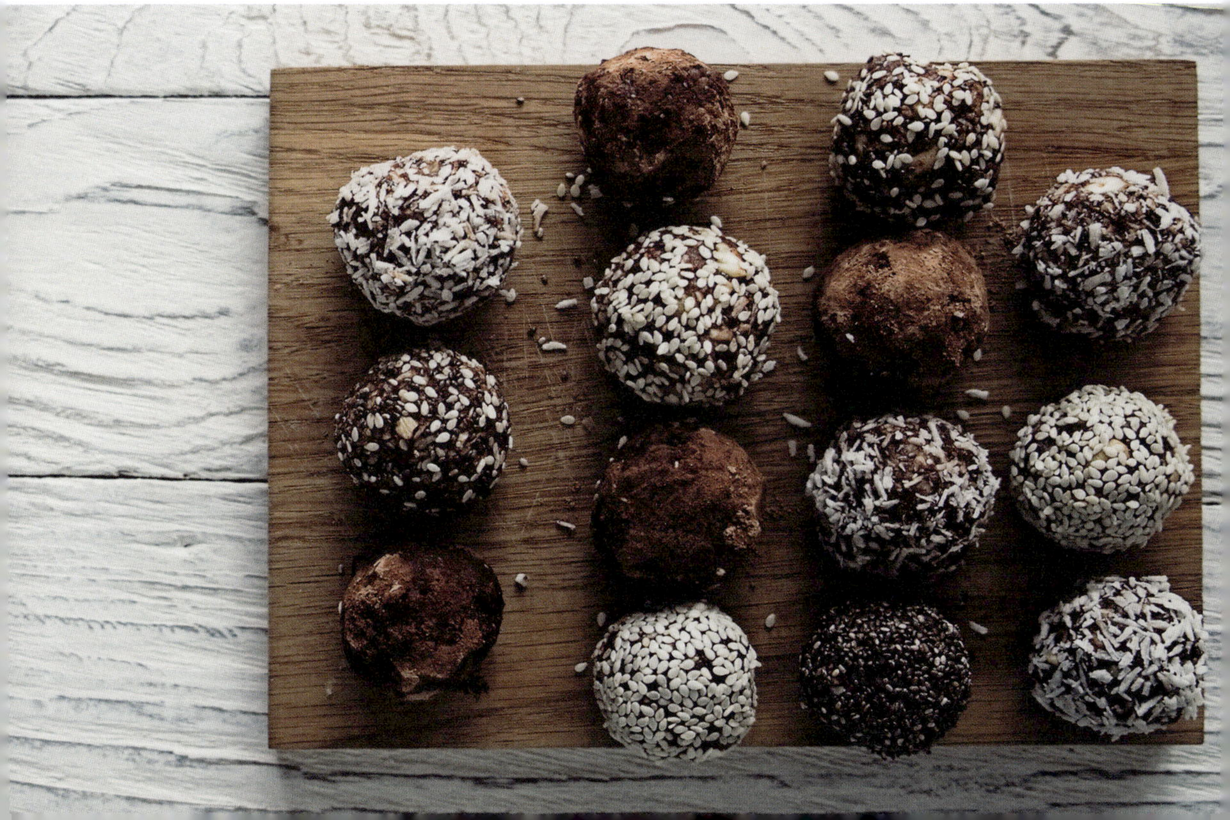

Jour 16

LE SOMMEIL ET LE POIDS

Il existe un lien étroit entre sommeil de bonne qualité et contrôle du poids. Il ne s'agit pas seulement d'une question de fatigue qui influence nos décisions alimentaires, un sommeil de mauvaise qualité peut avoir un impact négatif sur la signalisation de satiété et le contrôle de la glycémie. Aujourd'hui, nous allons détailler des astuces qui peuvent aider à améliorer la durée et la qualité du sommeil !

Pourquoi devons-nous dormir ?

- **Le sommeil est indispensable à notre santé.** Il permet le fonctionnement optimal de notre cerveau, améliore nos capacités d'apprentissage, aide à gérer nos émotions et notre comportement, ce qui est primordial pour le contrôle du poids.
- **Le sommeil est essentiel pour la croissance, le développement et la régénération,** par exemple pour notre système immunitaire et la construction musculaire. Nous synthétisons également des hormones et des neurotransmetteurs pendant notre sommeil.
- **Le sommeil embellit !** En phase de sommeil profond a lieu la production de l'hormone de croissance qui stimule la production de collagène et favorise la circulation sanguine vers la peau pour favoriser la régénération cellulaire.

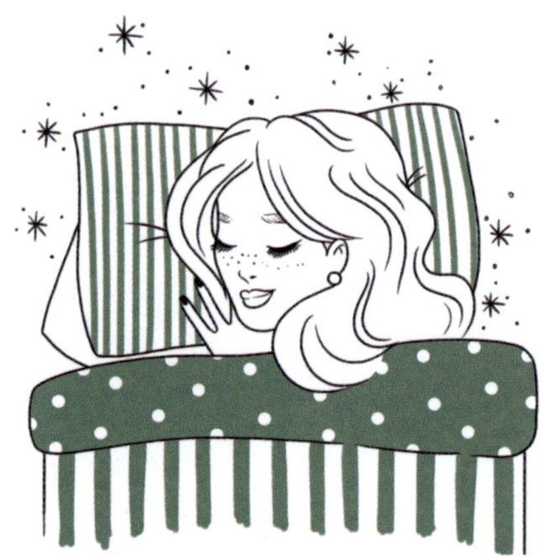

ZOOM *sur*

LES BONNES HABITUDES DE SOMMEIL

Transformez votre chambre en un havre de sérénité. Pas d'écran près du lit, une chambre bien rangée et aérée chaque jour, des volets occultants et une température idéale de 18 °C. Investissez dans un lit et des oreillers de qualité. Vous passez un tiers de votre vie à dormir, autant que ce soit confortable !

Soyez ponctuel mais restez flexible

Couchez-vous et levez-vous tous les jours à la même heure (sans vous mettre la pression si votre routine est bousculée). Votre horloge biologique vous en remerciera et vous vous endormirez plus facilement le soir. Évitez les grasses matinées et les longues siestes, sauf nécessité absolue. Dans ces cas-là, essayez de ne pas dormir plus de 25 à 30 minutes.

Mangez des aliments qui aident à bien dormir

Oui, vous pouvez manger des glucides le soir pour vous aider à dormir. Ils augmentent indirectement le niveau de neurotransmetteurs qui induisent le sommeil. Choisissez des glucides complexes ou à faible indice glycémique pour vous permettre de passer une bonne nuit de sommeil. Le lait chaud et les tisanes, comme la camomille, sont efficaces pour certaines personnes. Si vous êtes sensible à la caféine, évitez les boissons caféinées dès midi.

Jour 16

à SAVOIR

LE TRAVAIL DE NUIT

Les études montrent un risque accru d'embonpoint chez les travailleurs de nuit ; plusieurs explications sont possibles : moins de temps pour faire de l'activité physique, des repas irréguliers et un accès facile aux aliments à haute densité. En outre, le travail de nuit perturbe le cycle normal sommeil/éveil, connu sous le nom de « rythme circadien », ce qui à terme peut perturber nos hormones de stress (voir page 63) et nous rendre plus susceptible de prendre du poids.

Je bouge

Aujourd'hui, votre défi est de danser. Idéal à faire lorsque vous rentrez à la maison après le travail et excellent anti-stress. Mettez votre morceau de musique préféré et lâchez-vous ! Dansez, sautez, criez et amusez-vous.

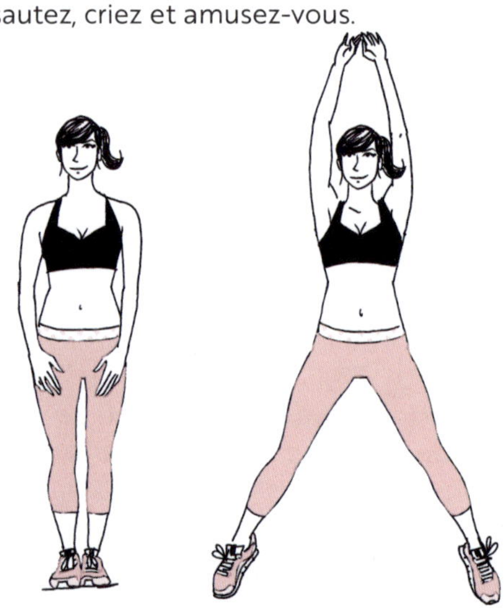

menu DU JOUR

PETIT DÉJEUNER

1 yaourt nature avec 2 c. à s. de granola maison (voir page 45) et 1 fruit en morceaux.

DÉJEUNER

Poisson de votre choix et poêlée de légumes

Dessert décalé
1 galette de riz + 1 c. à c. de purée d'amandes

DÎNER

Velouté de courge butternut et orange
Porridge

Recette rapide

PORRIDGE

Temps de préparation
5 minutes

Trempage
au moins 2 heures

Repos
2 heures au frais

Ingrédients (1 portion)
2 c. à s. d'avoine
1 c. à s. de graines de chia
1 poignée de noix hachées
1 à 2 dattes hachées
1 pincée de cannelle
1 petit verre de lait (laitier ou végétal)

Au moment de servir :
1 banane coupée en tranches
1 c. à s. de yaourt nature

Délicieux au dîner, en dessert, après un bol de soupe ! Il contient tous les ingrédients dont vous avez besoin pour optimiser votre taux de mélatonine.

- Mélangez tous les ingrédients ensemble dans un pot de confiture et secouez le tout (assurez-vous que le couvercle est bien fermé !). Laissez reposer au réfrigérateur pendant au moins 2 heures.
- Versez le yaourt et les tranches de banane au moment de servir.

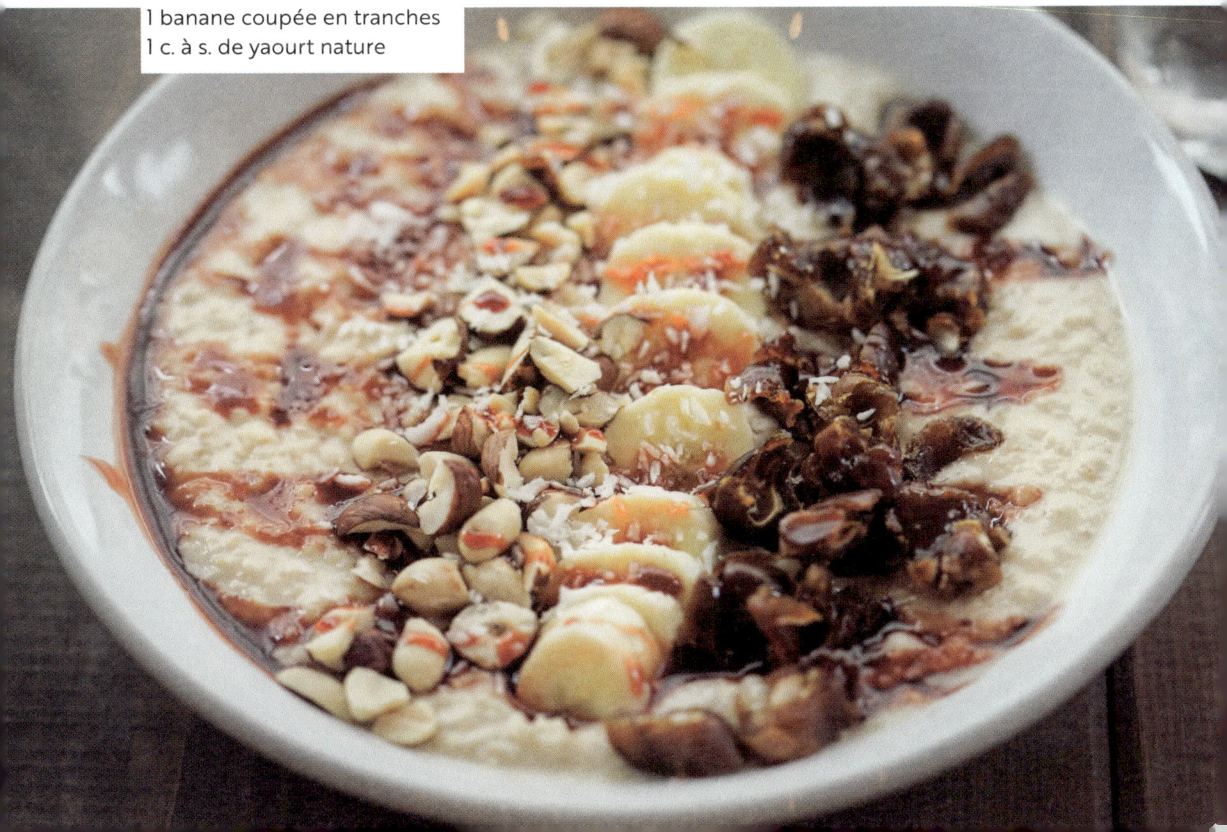

Jour 17

LE STRESS ET LE POIDS

Le stress intervient dans la prise de poids à plus d'un titre. Il ne s'agit pas seulement du stress incontrôlable qui déclenche une crise alimentaire émotionnelle, mais aussi de l'effet du stress chronique sur nos hormones et notre métabolisme.

L'objectif aujourd'hui est de vous donner des conseils et des lignes directrices pour gérer votre niveau de stress.

Les effets du stress

- **Que notre stress soit physique ou émotionnel,** un signal est envoyé au cerveau, qui active notre système nerveux en générant la libération des hormones du stress : cortisol et adrénaline.
- **L'adrénaline est responsable de la réaction dite « de fuite ou de combat »,** augmentant la fréquence cardiaque et le flux sanguin vers les muscles pour se préparer au combat.
- **Le cortisol aide à augmenter la glycémie, à fournir de l'énergie supplémentaire à l'organisme,** à bloquer les fonctions non essentielles à court terme (comme les fonctions immunitaires, digestives et reproductives) et à augmenter la disponibilité des substances qui aident à réparer les tissus.

ZOOM sur

LES EFFETS DU STRESS CHRONIQUE

Bien que les effets à court terme de l'adrénaline tendent à supprimer l'appétit, le stress chronique àlong terme est lié au gain de poids.

Plus d'appétit

Certaines recherches suggèrent que le cortisol pourrait augmenter notre appétit, en particulier pour les aliments riches en calories, ce qui nous pousse à rechercher réconfort et récompense dans la nourriture.

Plus de masse grasse

Le cortisol stimule la libération de sucre (glucose) des réserves dans notre circulation sanguine et ralentit la production d'insuline (une hormone qui régule la glycémie) afin que ce sucre reste disponible pour alimenter notre fuite. Le problème est que, si cette énergie supplémentaire n'est pas nécessaire physiquement, elle est redirigée vers nos réserves de graisse. Ainsi, le stress peut modifier notre composition corporelle, augmentant notre masse grasse tout en réduisant notre masse musculaire.

Plus de graisse viscérale

Le stress chronique est lié à l'augmentation de la « graisse viscérale », c'est-à-dire de la graisse accumulée autour de la taille, qui est liée à terme à un risque accru de maladies chroniques. Cette graisse peut être considérée comme un « chaudron » libérant des substances inflammatoires qui endommagent nos cellules et nos organes.

Jour 17

Gérez votre niveau de stress

- **Réfléchissez à ce qui vous stresse,** pour vous assurer que vous ne vous l'infligez pas inutilement et vous aider à trouver des solutions.
- **Faites de l'exercice physique.** Il permet de réduire les niveaux d'hormones du stress ainsi que d'améliorer l'humeur avec des endorphines naturelles.
- **Détendez-vous,** grâce au yoga, au jardinage, à la marche, à un bon bain…

Je bouge

Lors de votre promenade quotidienne, trouvez des escaliers et passez 1 minute à monter et descendre les marches. Augmentez votre vitesse et passez 30 secondes à courir en montant et descendant les escaliers. Arrêtez-vous, marchez encore 1 minute et recommencez. Visez 3 répétitions de séquence.

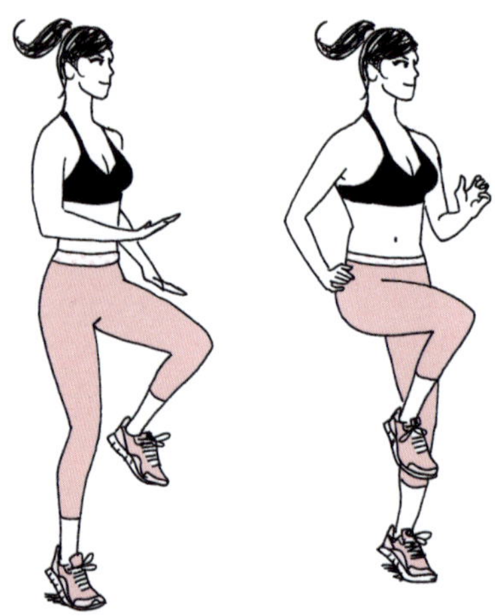

menu DU JOUR

PETIT DÉJEUNER

1 tranche de pain complet
1 c. à c. de purée d'amandes
1 fruit

DÉJEUNER

Steak haché ou steak végétal
Salade mixte

Dessert décalé
1 yaourt nature + 1 fruit

DÎNER

Croustillants d'épinards
et de féta
Salade verte

Recette rapide

CROUSTILLANTS D'ÉPINARDS ET DE FÉTA

Temps de préparation
10 minutes

Cuisson
35 minutes

Ingrédients (2 portions)
2 grosses poignées d'épinards frais (ou 1 poignée d'épinards surgelés)
1 oignon haché finement
1 filet d'huile d'olive
250 g de ricotta
1 œuf battu
1 doigt épais de féta émiettée
1 poignée d'olives noires
1 poignée de menthe fraîche hachée
1 c. à s. de beurre fondu
8 feuilles de pâte filo

Une coque craquante et un cœur fondant pour un délicieux chausson inspiré d'une recette grecque.

- Faites cuire les épinards et enlevez l'excès d'eau (ou décongelez et égouttez les épinards surgelés).
- Chauffez l'huile d'olive dans une poêle et mettez à cuire l'oignon jusqu'à ce qu'il soit tendre. Retirez du feu et ajoutez la ricotta, l'œuf, la féta, les olives et la menthe. Assaisonnez selon votre goût.
- Préchauffez le four à 180 °C.
- Badigeonnez de beurre fondu une feuille de pâte filo et déposez une deuxième feuille dessus. Pliez-la en deux et placez un quart du mélange au milieu. Roulez la feuille et déposez-la sur une plaque à pâtisserie. Badigeonnez de beurre et répétez l'opération pour faire les autres croustillants.
- Mettez à cuire au four de 20 à 25 minutes jusqu'à ce que les croustillants soient légèrement dorés. Servez avec une sauce tomate et une salade verte.

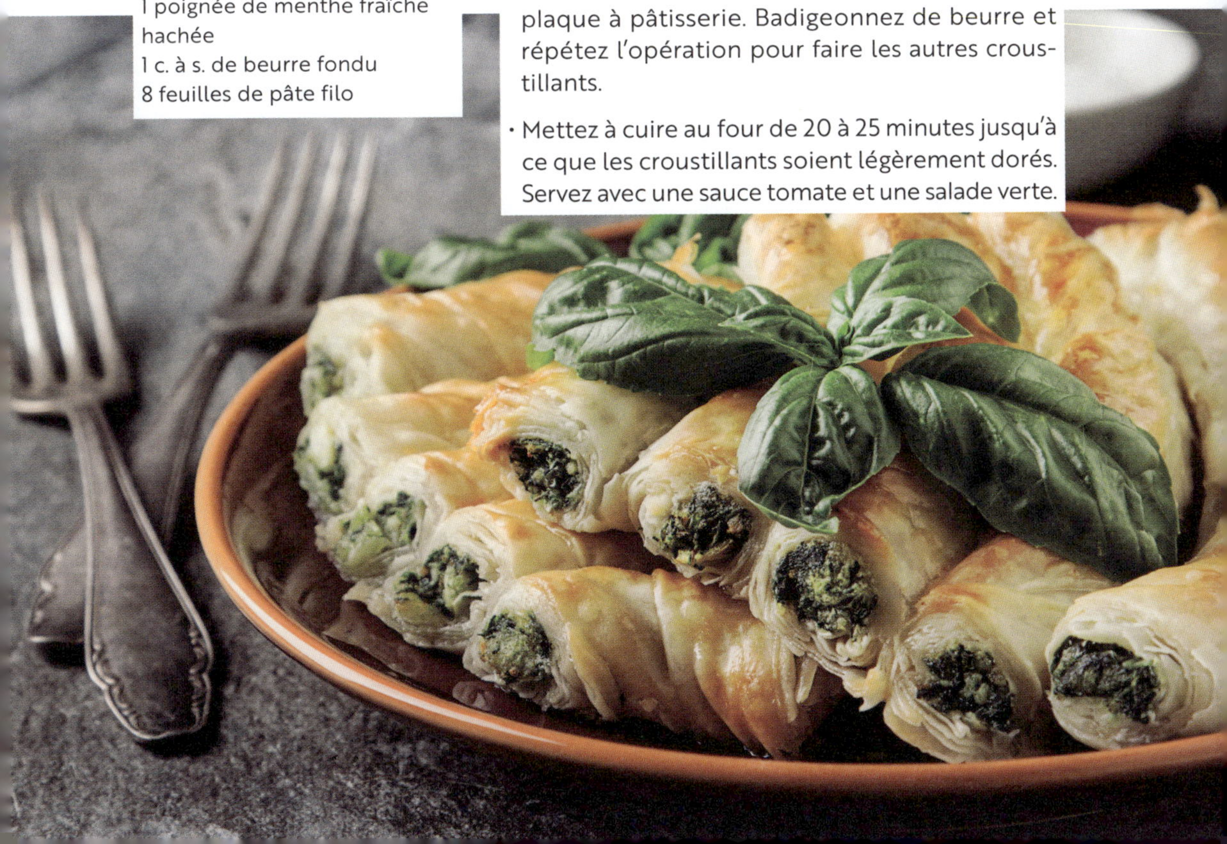

Jour 18

LE SUCRE

Le sucre fait-il grossir ? En fait, c'est surtout la quantité de sucre ingurgitée qui peut causer un gain de poids, or le principal problème avec le sucre est qu'il est très facile d'en manger trop. Pour notre santé et le maintien d'un poids santé, il est donc important de réduire notre consommation.

Sucre et santé

- **Sucre et poids.** Le lien entre le sucre et le poids est dû à une consommation excessive qui contribue à nous faire absorber trop d'énergie. Digéré rapidement, le sucre ajoute 200 à 300 kcal au repas sans apaiser la faim.
- **Sucre et maladies chroniques.** Il existe un lien entre une consommation élevée de sucre et un risque accru de diabète de type 2, mais la recherche n'a pas encore démontré que cela est directement lié au sucre. Ce pourrait être dû au surpoids (qui augmente le risque de diabète de type 2).
- **Le sucre endommage nos dents.** Les bactéries présentes dans notre bouche adorent le sucre et, en le « digérant », elles produisent des produits acides qui attaquent l'émail des dents.

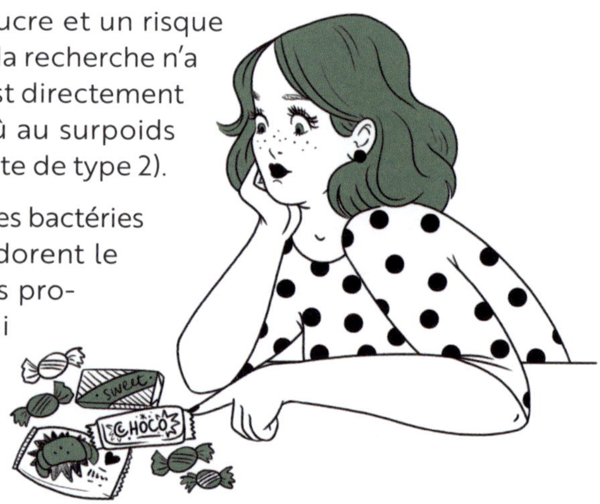

Pourquoi le limiter ?

Le sucre contient de l'énergie (4 kcal/g) mais très peu de nutriments. Il est donc facile d'en manger de grandes quantités, ce qui augmente l'apport énergétique et contribue à la prise de poids. C'est pourquoi la réglementation européenne, notamment, préconise de limiter notre consommation de sucres ajoutés (sucre, miel et sirops ainsi que les aliments auxquels on a ajouté du sucre comme les gâteaux et les sucreries). Les féculents, les fruits et les produits laitiers naturels ne sont pas visés par cette restriction. Elle ne concerne que les sucres ajoutés, car ces aliments contiennent les nutriments dont nous avons besoin pour notre santé, ils peuvent et doivent faire partie d'une alimentation équilibrée.

à SAVOIR

Faut-il passer aux édulcorants artificiels ?

Le problème est qu'ils « trompent » nos papilles gustatives, mais pas notre cerveau ! Ainsi, nos papilles gustatives se réjouissent, tandis que notre cerveau n'est pas d'accord et continue à envoyer des signaux demandant du vrai sucre.

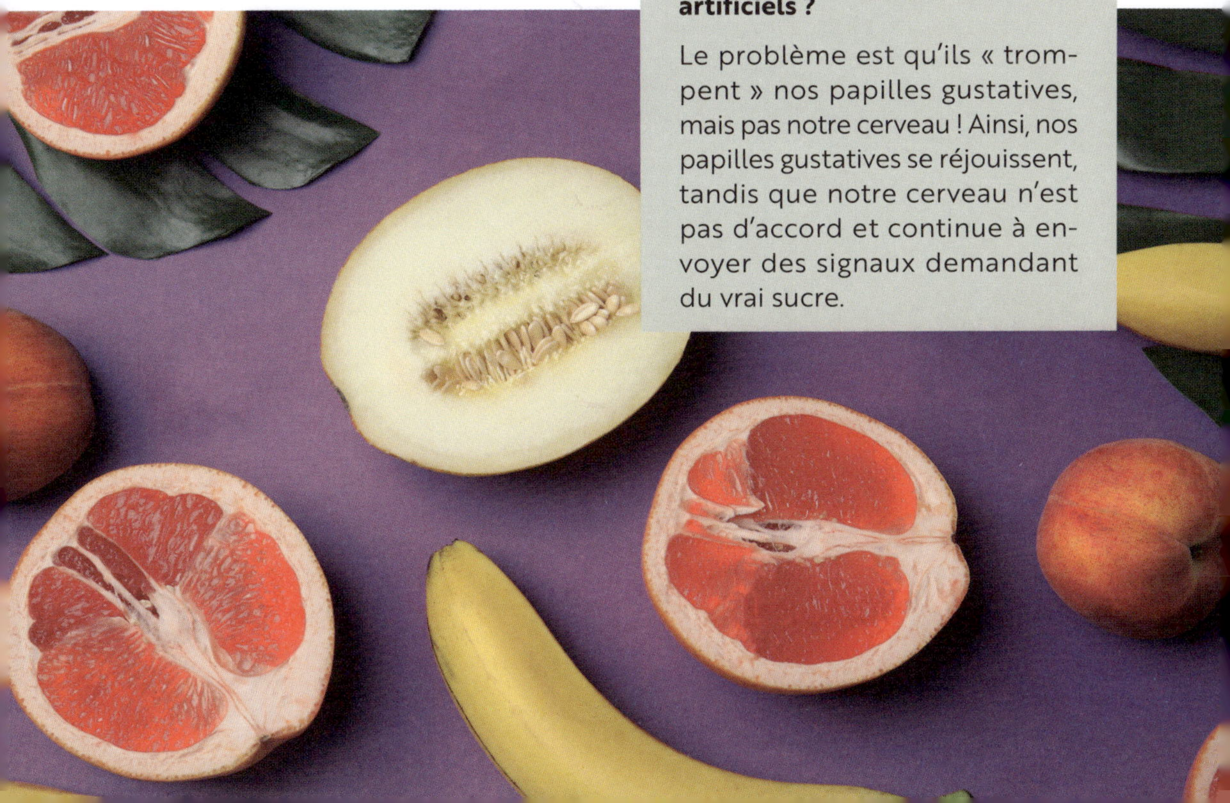

Jour 18

Comment réduire votre consommation de sucre ?

- **La règle des 50 %.** Si vous prenez du sucre dans votre café ou thé, essayez de le réduire de 50 % pendant 2 semaines, puis continuez à le réduire de 50 % toutes les 2 semaines.
- **Réduisez d'environ 30 % la quantité de sucre utilisée en pâtisserie.** Les fruits (secs ou frais) et les compotes peuvent être utilisés pour ajouter du goût sucré et remplacer une partie (voire la totalité) du sucre !
- **Apprenez à savourer le chocolat noir.** Un carré de chocolat noir (moitié moins sucré que celui au lait) avec un café peut remplacer un dessert sucré.

Je bouge

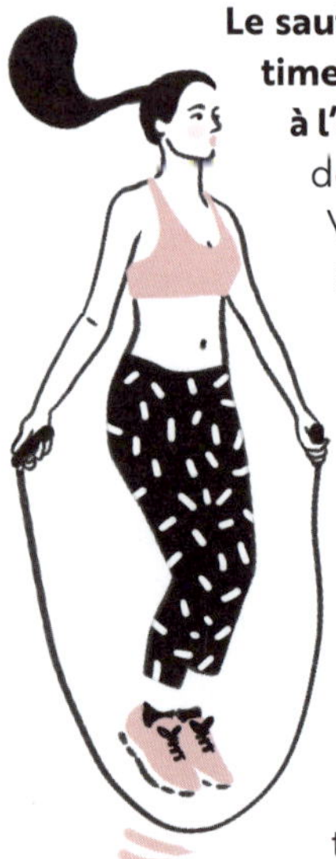

Le saut à la corde est l'arme ultime anti-stress, car il ramène à l'enfance. Si vous n'avez pas de corde, faites semblant ! Votre objectif est de faire 10 sauts pieds joints, puis de sauter 10 fois sur le pied droit et 10 fois sur le pied gauche.

Vous pouvez le faire à la fin de votre promenade quotidienne, pendant le travail (à condition que cela ne dérange pas vos collègues !), lorsque vous rentrez chez vous après le travail… au choix !

menu DU JOUR

PETIT DÉJEUNER

Smoothie complet

DÉJEUNER

Escalope de poulet
Légume de votre choix

Dessert décalé
1 yaourt nature + 1 fruit

DÎNER

Salade aux aubergines et taboulé
1 part de gâteau aux poires

Recette rapide

GÂTEAU AUX POIRES

Temps de préparation
15 minutes

Cuisson
45 minutes

Ingrédients
(8 à 10 portions)
4 gros œufs, à température ambiante
120 g de sucre
1 c. à c. d'extrait de vanille
Le zeste finement râpé d'1 orange
80 g de beurre fondu
200 g de poudre d'amandes
100 g de farine
2 c. à c. de levure chimique
1 c. à c. de cannelle moulue
1/2 c. à c. d'épices mélangées
1/4 c. à c. de sel marin fin
3 poires pelées coupées en dés
40 g d'amandes effilées

Grâce aux poires qui apportent de la douceur, ce gâteau contient peu de sucre. En moyenne, une portion de dessert contient 4 à 5 c. à c. de sucre ajouté, le quota recommandé pour une journée. Ce gâteau en contient seulement 2,5 c. à c. par portion.

- Préchauffez le four à 180 °C. Graissez un moule à gâteau de 23 cm de diamètre.
- Dans un saladier, battez les œufs, le sucre et la vanille au batteur pendant 5 minutes jusqu'à ce que la pâte soit épaisse et pâle. Ajoutez le zeste d'orange et le beurre fondu. Continuer à battre.
- Ajoutez la poudre d'amandes, la farine, la levure chimique et les épices. Mélangez doucement à l'aide d'une grande cuillère.
- Ajoutez les morceaux de poire, puis versez dans le moule à gâteau beurré. Parsemez les amandes effilées sur le dessus et mettez à cuire au four pendant 40 à 50 minutes.

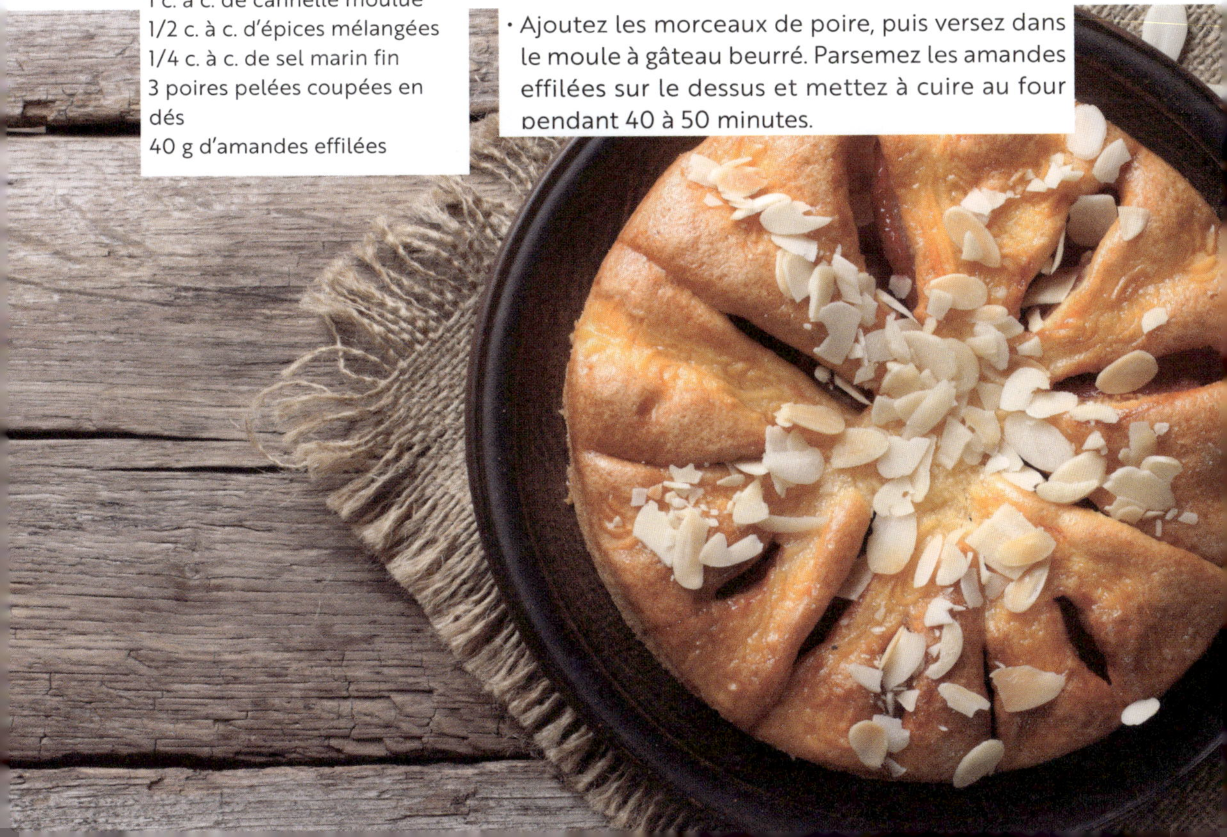

Jour 19

FAITES DE L'EAU VOTRE MEILLEURE AMIE !

Qu'est-ce qui est disponible chez chacun, essentiel pour notre santé et qui peut aider au contrôle du poids ? L'eau ! Pourtant, nous sommes nombreux à ne pas boire assez. Aujourd'hui, nous allons vous donner quelques conseils pratiques pour évaluer si vous buvez suffisamment et vous assurer que votre consommation de liquide est optimale.

Le mythe des 8 verres d'eau par jour

Cette recommandation n'a aucun fondement scientifique même si elle est largement répandue ! Huit verres d'eau, c'est à peu près l'équivalent de 2 litres de liquide que nous avons besoin de remplir. Mais la nourriture, les fruits et légumes ainsi que d'autres boissons nous fournissent de l'eau.

à SAVOIR

Boire en mangeant ?

Est-ce que boire de l'eau pendant vos repas a des répercussions sur la digestion ? Non. On entend souvent dire qu'il faut éviter de boire de l'eau pendant les repas pour ne pas diluer les enzymes digestives. Il n'y a aucune preuve à l'appui de cette affirmation !

L'eau et la perte de poids

-1-

L'eau aide à remplir l'estomac, créant une sensation de satiété et réduisant la faim. Une étude menée auprès d'un groupe de femmes en surpoids a révélé que la consommation d'un grand verre d'eau juste avant chacun des repas quotidiens contribuait à la perte de poids et à une diminution de l'appétit.

-2-

L'eau ne contient pas de calories ! On estime que jusqu'à 20 % de notre apport calorique quotidien (400 kcal) proviennent des boissons (jus de fruits et autres).

-3-

L'eau aide à maintenir les processus corporels nécessaires au fonctionnement du contrôle du poids. Elle est essentielle pour la fonction digestive, afin de décomposer nos aliments. Elle est également nécessaire pour « brûler les graisses » afin de s'assurer que l'énergie est libérée de nos réserves d'eau et de glucides. L'eau est enfin fondamentale pour éliminer les déchets de notre corps, prévenir la constipation et les ballonnements.

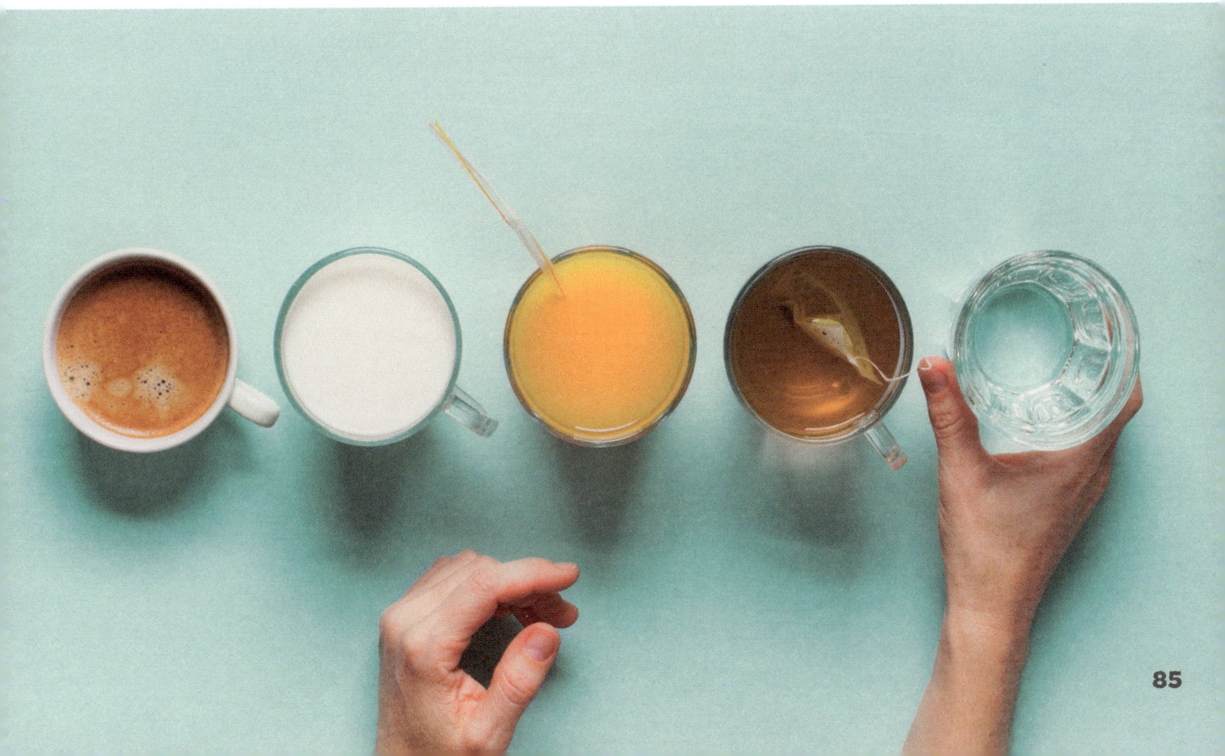

Jour 19

Comment boire plus d'eau ?

- **Prenez l'habitude de boire de l'eau tout au long de la journée,** idéalement un verre entre les repas et un autre à chaque repas..
- **Augmentez votre consommation de fruits et légumes.** Ils contiennent plus de 80 % d'eau et certains, comme la laitue et le concombre, presque 100 % !
- **Le thé, le café, la tisane et les boissons gazeuses comptent dans votre consommation d'eau.** Mais il faut éviter d'y ajouter de l'énergie supplémentaire sous forme de sucre ou de grandes quantités de lait.
- **Rendez l'eau sexy.** Vous pouvez alterner entre de l'eau gazeuse et de l'eau plate et faire infuser des herbes fraîches, des épices, des fruits et des légumes.

Je bouge

Mettez-vous en position de planche haute, avec le dos droit et les pieds joints. Écartez les pieds en donnant une impulsion et revenez pieds joints. À répéter 15 fois.

Si vous avez des problèmes de poignets, vous pouvez placer vos coudes sur le sol.

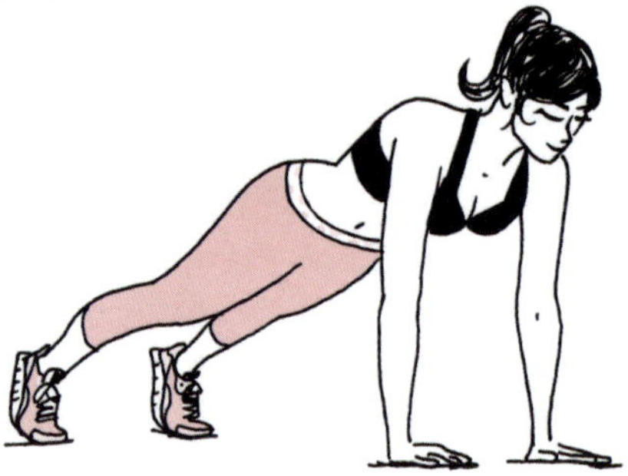

menu DU JOUR

PETIT DÉJEUNER

1 yaourt nature
1 compote
10 g d'amandes concassées

DÉJEUNER

1 omelette au jambon
Salade mixte

Dessert décalé
1 yaourt nature + 1 fruit
Eau infusée au romarin et au gingembre

DÎNER

Salade thaïe de crevettes
1 carré de chocolat noir

Recette rapide

EAU INFUSÉE AU ROMARIN ET AU GINGEMBRE

Temps de préparation
45 minutes

Ingrédients
(8 à 10 portions)
1 carafe d'eau filtrée
3 branches de romarin
1 c. à s. de gingembre finement haché

Une eau infusée à savourer en toutes saisons !

- Ajoutez les branches de romarin et le gingembre à l'eau. Laissez infuser pendant 12 heures. Filtrez avant de servir.

Autres bonnes combinaisons

Menthe, concombre et ananas
Fraises et lavande

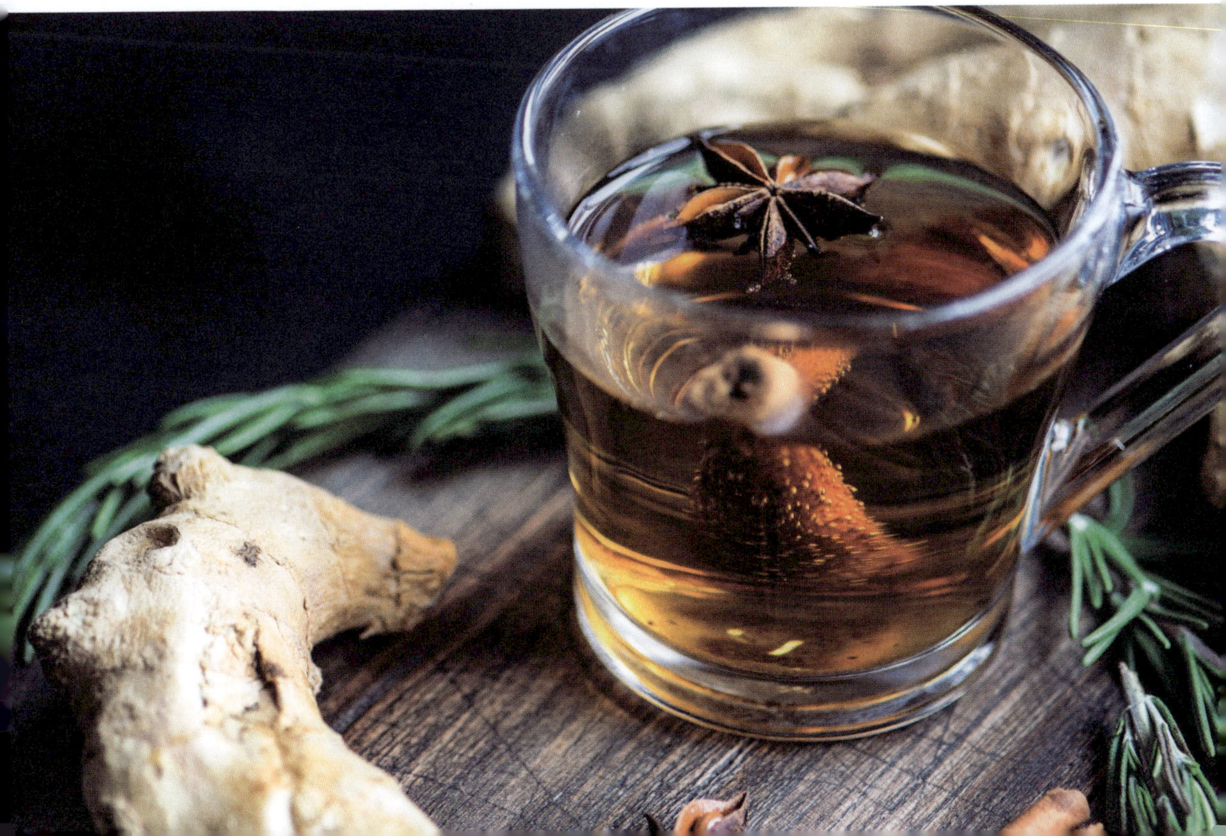

Jour 20

LES GRAISSES : LE BON, LA BRUTE ET LE TRUAND !

Les graisses sont essentielles pour notre santé, et il est possible de perdre du poids sans les éliminer impitoyablement de notre alimentation quotidienne. Aujourd'hui, nous allons vous livrer des conseils pour équilibrer votre consommation des graisses tout en contrôlant votre poids.

Faut-il avoir peur des graisses ?

- **Les graisses contiennent presque deux fois plus de calories que les protéines et les glucides.** Mais le fait de manger trop d'aliments, y compris de glucides et de protéines, augmente également nos réserves corporelles de graisses.
- **Il est assez difficile de manger « trop de gras »** sous sa forme naturelle. Même un gourmand n'est pas capable de dévorer du beurre pur. Le problème se manifeste lorsque les graisses sont combinées avec le sucre, ce qui produit un aliment appétissant, petit mais très riche en énergie.
- **Les graisses doivent être incluses dans un régime amaigrissant.** Il faut juste avoir conscience de leur présence.

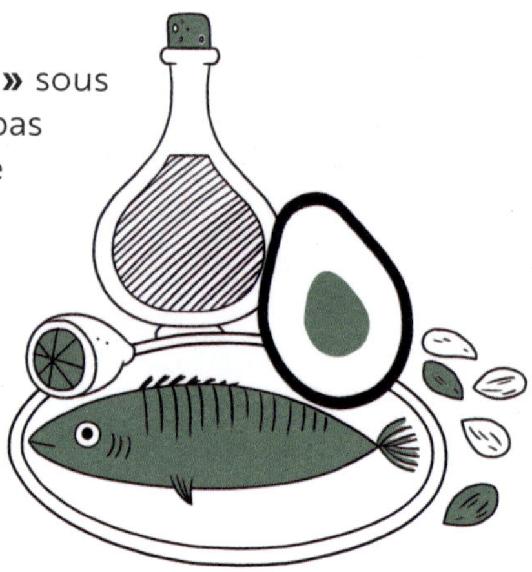

Contrôle des graisses et du poids

Les recommandations en matière de santé publique limitent la consommation de graisses saturées (que l'on trouve notamment dans les graisses animales) à un maximum de 20 g par jour, soit environ 4 c. à c., car leur excès peut augmenter le taux de cholestérol, ce qui est lié à un risque accru de maladie cardiovasculaire.

Il est aussi recommandé de consommer suffisamment d'oméga-3 , un type de gras polyinsaturés que l'on trouve dans les poissons gras, les noix et les graines, car c'est bon pour notre santé, particulièrement pour le fonctionnement mental et nerveux.

à SAVOIR

Mieux vaut éviter...

Les seuls graisses à éviter sont celles qui ont été endommagées par la lumière ou la chaleur, car cela modifie leur structure et peut avoir des conséquences négatives sur la santé. Auparavant, la margarine était fabriquée par un procédé connu sous le nom d' « hydrogénation », qui créait des graisses hydrogénées endommagées ; elle est maintenant fabriquée par un procédé différent.

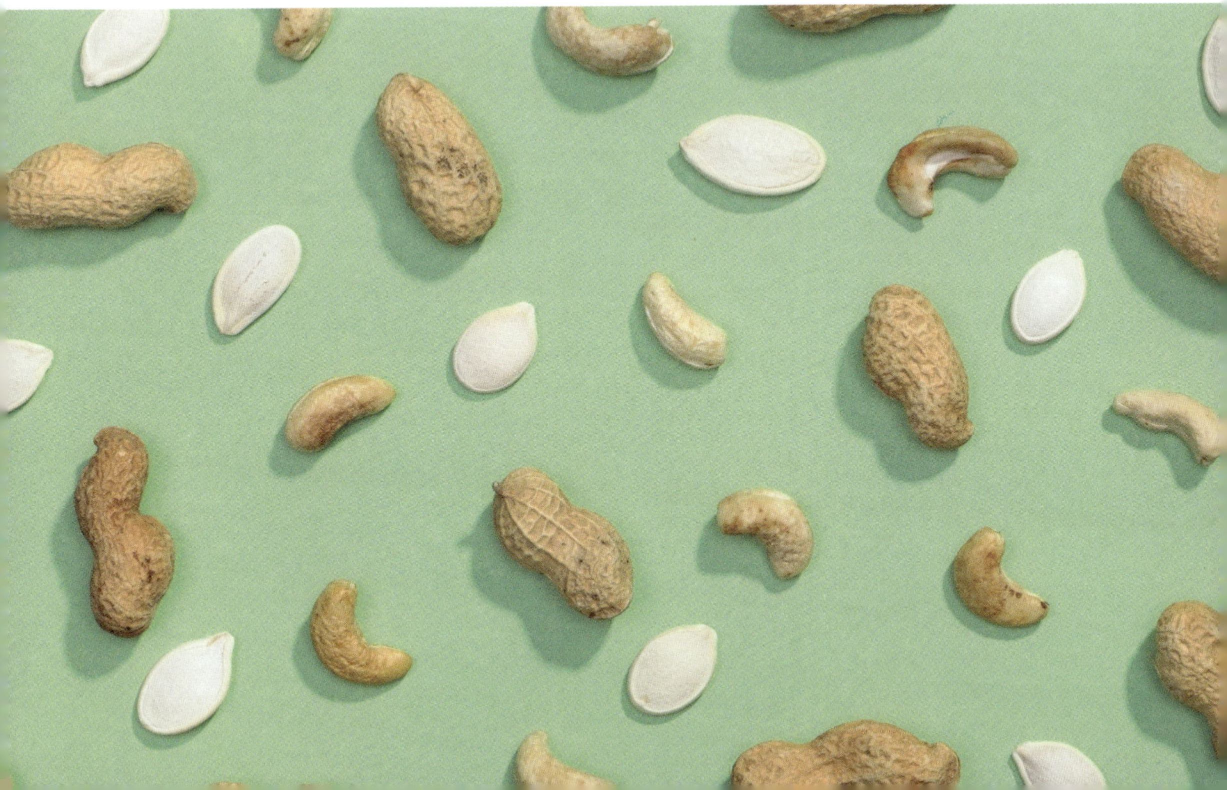

Jour 20

Comment équilibrer votre consommation de matières grasses ?

- **Mettez-en moins.** Le but n'est pas de noyer votre nourriture, mais de l'enrober légèrement !
- **Surveillez vos méthodes de cuisson :** la cuisson à la vapeur, le grillage et le rôtissage sont des méthodes de cuisson saines. Réduisez votre consommation d'aliments frits et remplacez les sauces crémeuses par des sauces plus légères, comme une sauce tomate ou des sauces de style asiatique à base de sauce soja. Les vinaigrettes peuvent être allégées en ajoutant 1 ou 2 c. à s. d'eau, ainsi que de la moutarde ou de l'ail pour plus de saveur.
- **Limitez votre consommation de desserts, gâteaux et biscuits contenant la combinaison graisse et sucre** qui donne envie de manger plus !

Je bouge

À partir de la position de la planche, pliez la jambe droite et approchez le genou vers la main droite.

Faites de même à gauche. Répétez plusieurs fois avant d'augmenter la cadence et de faire sauter vos jambes droite et gauche alternativement vers vos mains. Visez 10 sauts de chaque côté, puis ralentissez en montant les jambes vers vos mains. Répétez de nouveau 10 sauts si vous le pouvez !

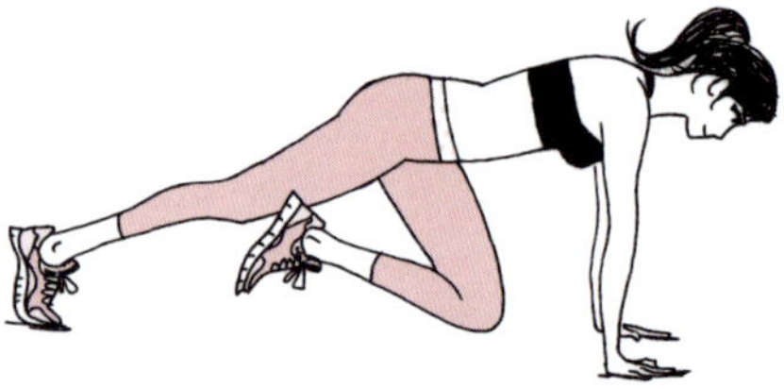

menu DU JOUR

BRUNCH

Œufs brouillés
Dip oméga
1 yaourt + 1 compote

DÎNER

Salade de pâtes
1 écart de votre choix

Recette rapide

DIP OMÉGA

Temps de préparation
2 minutes

Ingrédients
(2 portions)
1 boîte de sardines à l'huile
Le zeste et le jus d'un citron
50 g de Saint-Môret®
(allégé ou normal, au choix)
1 c. à c. de pâte de harissa
(facultatif)
Crudités (bâtonnets de carotte, de concombre, de céleri branche, radis, bouquets de chou-fleur…)
Pain pita

Une recette facile, parfaite pour un repas léger ou une collation.

- Égouttez les sardines, mettez tous les ingrédients dans un robot mixeur et mélangez jusqu'à l'obtention d'une sauce lisse. Assaisonnez.

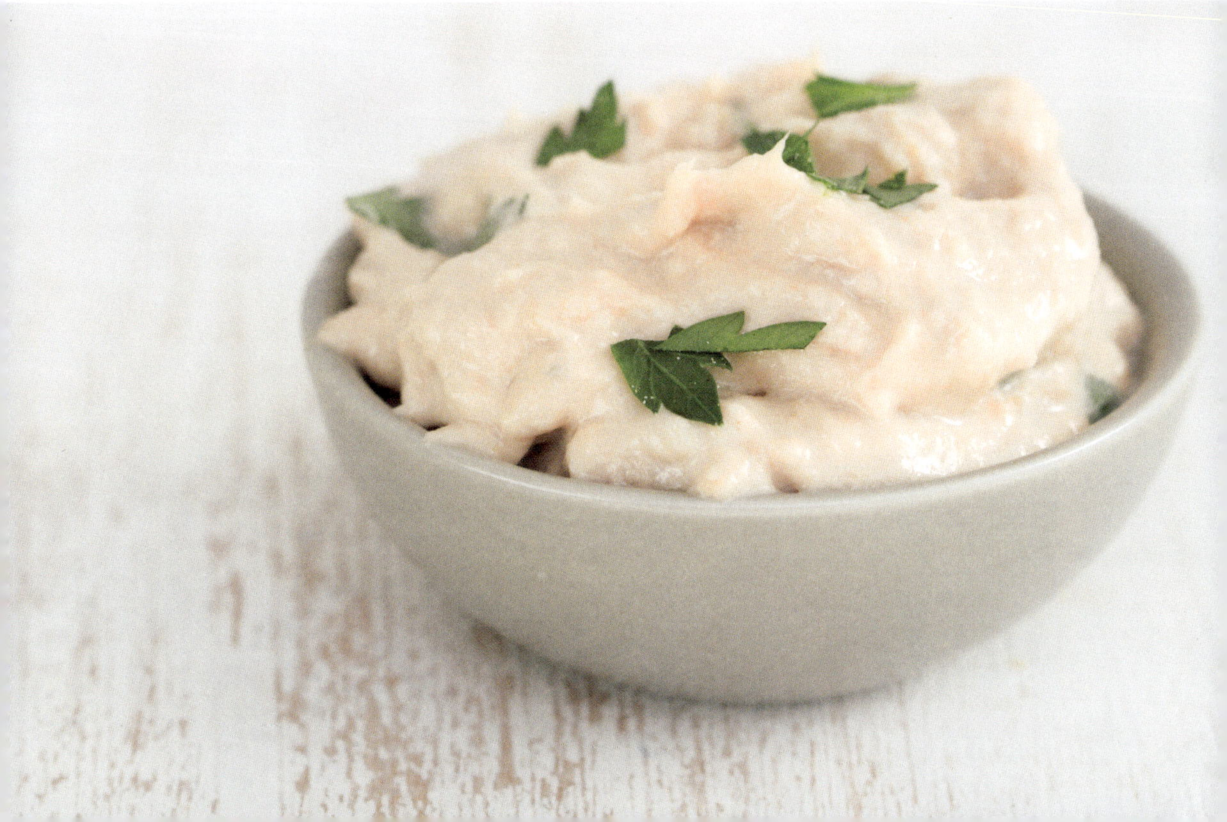

Jour 21

L'ALCOOL, FEU ROUGE POUR LA LIGNE

L'alcool, comme toutes les boissons (à l'exception de l'eau), augmente l'apport énergétique quotidien et contribue à la prise de poids. On croit à tort que certains alcools tels que le vin sont plus sains que d'autres, mais, comme le sucre, l'alcool est toujours de l'alcool et il n'y en a pas de « bon ».

L'objectif devrait être de maintenir une consommation aussi faible que possible, tant pour notre poids que pour notre santé.

Les risques liés à une consommation d'alcool importante ?

- **Un certain nombre de maladies chroniques** telles que les maladies cardiovasculaires, le diabète de type 2, les maladies hépatiques et les maladies rénales.
- **Certains cancers** tels que les cancers de la bouche, de la gorge, du côlon et du sein. Les femmes qui boivent 3 verres par semaine augmentent leur risque de cancer du sein de 15 %.
- **Les recommandations actualisées** sur la consommation d'alcool émises par Public Santé France et l'INCA (Institut national du cancer) pour minimiser les risques sont : un maximum de 10 verres par semaine, en évitant de boire tous les jours.

idées BOISSONS

BOISSONS NON ALCOOLISÉES RAFRAÎCHISSANTES ET AMUSANTES

• Mixez de la pastèque et de la menthe fraîche, puis ajoutez de l'eau gazeuse et une poignée de myrtilles.

• Le kombucha (vendu en supermarché bio) est une boisson fermentée à base de thé vert. Il a certes un goût particulier, mais il présente l'avantage de favoriser la santé intestinale !

• Préparez-vous une eau infusée (voir jour 19, page 87).

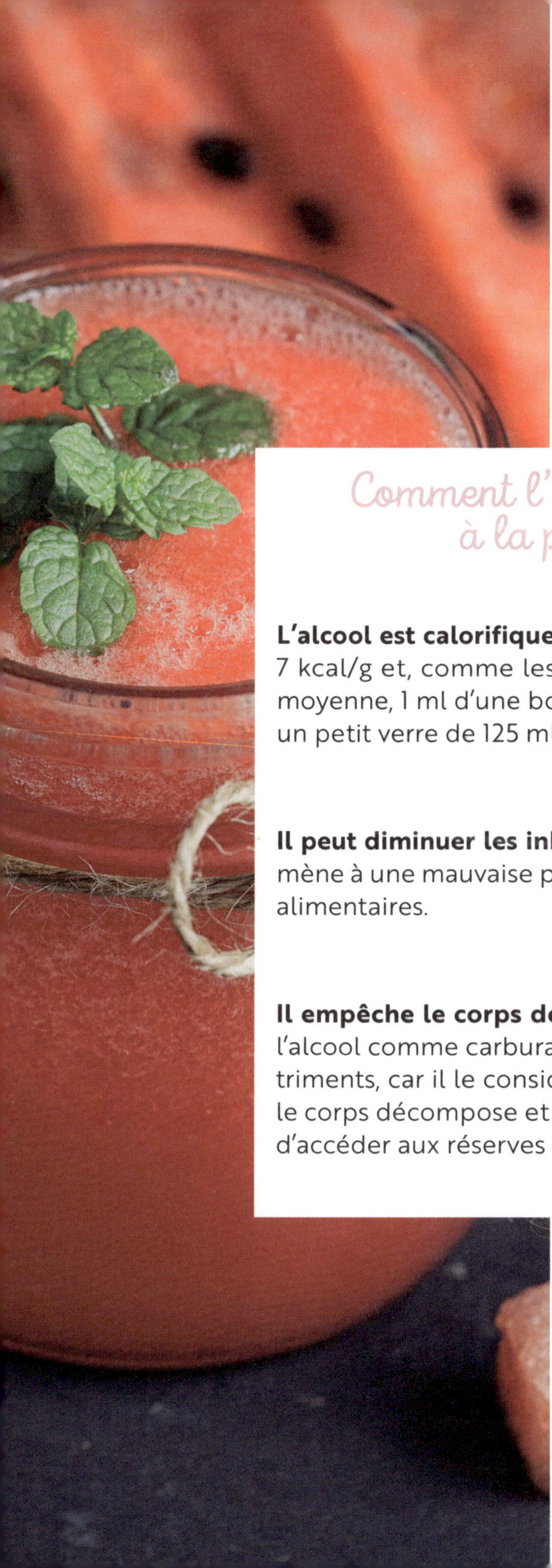

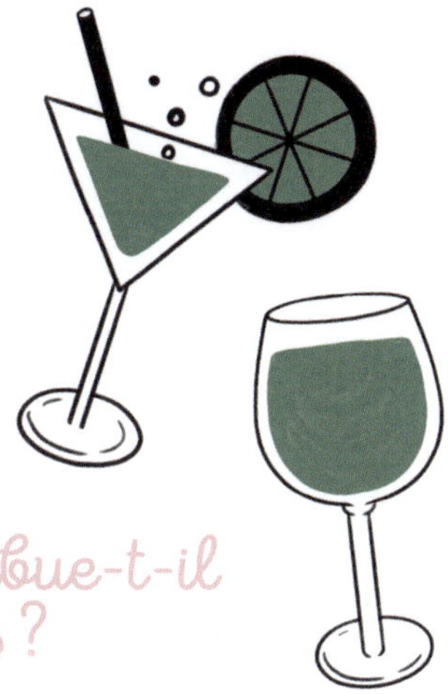

Comment l'alcool contribue-t-il à la prise de poids ?

-1-

L'alcool est calorifique et pauvre en nutriments. Il contient 7 kcal/g et, comme les graisses, il est dense en énergie. En moyenne, 1 ml d'une boisson alcoolisée contient 1 kcal, donc un petit verre de 125 ml de vin contient 125 kcal.

-2-

Il peut diminuer les inhibitions et stimuler l'appétit, ce qui mène à une mauvaise prise de décision, notamment en choix alimentaires.

-3-

Il empêche le corps de brûler les graisses. Le corps utilise l'alcool comme carburant, de préférence à d'autres micronutriments, car il le considère comme une toxine. Pendant que le corps décompose et transforme l'alcool, il est plus difficile d'accéder aux réserves et de les utiliser.

Jour 21

Conseils pour réduire votre consommation d'alcool

- **Pour perdre du poids, ne buvez pas plus de 4 verres par semaine.** Préférez le vin ou les spiritueux secs plutôt que des cocktails sucrés pour ne pas surcharger votre foie avec de l'alcool et du sucre.
- **Essayez de rester au moins 4 jours sans alcool par semaine.** Mais si, mais si, vous pouvez rester sobre du lundi au jeudi !
- **Dégustez lentement votre alcool** et alternez les boissons alcoolisées avec d'autres non alcoolisées, comme l'eau gazeuse.
- **Les jus de fruits ne sont pas un bon substitut à l'alcool,** car un verre de jus de fruits contient la même quantité d'énergie qu'un verre de vin.

Je bouge

Placez-vous à quatre pattes, les genoux sous les hanches. Respirez profondément. En inspirant, mettez-vous en position de vache, en laissant tomber votre ventre vers le sol et en soulevant votre menton et votre poitrine vers le plafond. En expirant, passez au chat, en tirant votre ventre vers votre colonne vertébrale et en arrondissant votre dos. Répétez cette opération 10 fois, entre vache et chat !

menu DU JOUR

BRUNCH

Jambon blanc, fromage et roquette
1 c. à s. de houmous
150 g de crudités
1 yaourt + 1 compote

DÎNER

Pizza light
1 écart de votre choix

Recette rapide

PIZZA LIGHT

Temps de préparation
10 minutes

Cuisson
10 minutes

Ingrédients (1 portions)
1 grande courgette
2 c. à c. de tapenade
40 g de fromage de chèvre à pâte molle
1 bouquet de basilic frais haché
1 c. à c. de pignons de pin
1 filet d'huile d'olive

- Préchauffez votre gril.
- Coupez la courgette dans le sens de la longueur afin d'obtenir 2 tranches d'environ ½ cm de largeur.
- Déposez ces tranches sur une plaque à pâtisserie et arrosez d'un filet d'huile d'olive. Faites griller pendant 5 minutes.
- Pendant ce temps, mélangez la tapenade avec le fromage de chèvre, le basilic frais et les pignons.
- Retirez les tranches de courgettes du gril. Retournez-les et étalez dessus le mélange de tapenade et de fromage. Laissez griller encore 5 minutes. Servez avec une salade mixte.

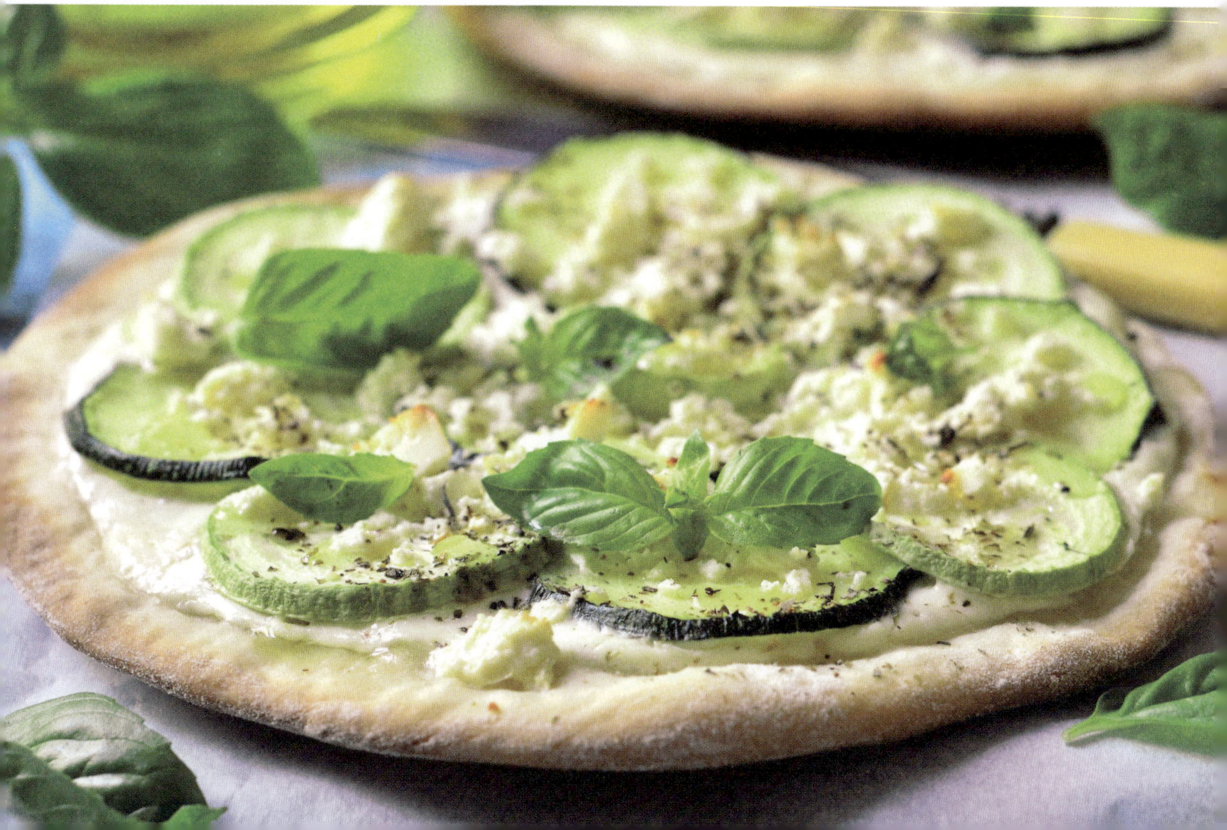

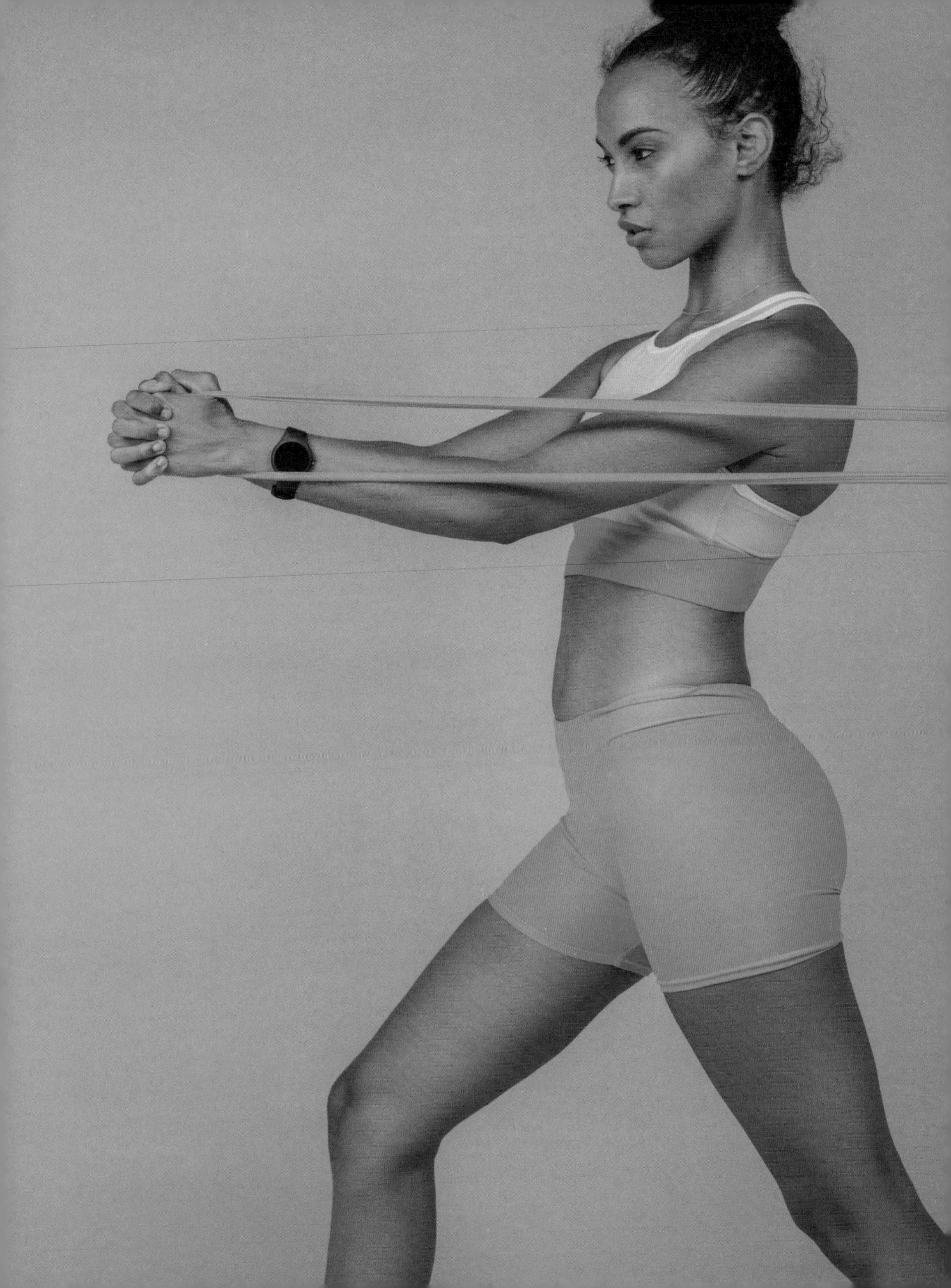

Semaine 4

STABILISER SON POIDS

Nous arrivons à la dernière semaine ! Au cours des trois précédentes, nous vous avons fourni de nombreuses informations relatives à une perte de poids saine, en explorant certains comportements qui peuvent être problématiques.

Nous allons à présent aborder les situations qui peuvent nous faire sortir de notre zone de confort, comme les repas pris à l'extérieur. L'accent sera mis sur la stabilisation du poids, avec des techniques pour aider à instaurer une perte durable.

Nous allons également ajouter quelques étirements profonds à votre routine quotidienne d'exercices physiques, pour compléter la marche, le renforcement et l'HIIT. Ces étirements peuvent être pratiqués avant le coucher pour vous aider à vous détendre !

Jour 22

GÉREZ LA VIE FAMILIALE

Gérer ses propres repas, c'est déjà compliqué quand on cherche à perdre du poids. Mais quand en plus on doit s'occuper de nourrir une famille, cela vire au casse-tête de satisfaire tout le monde sans engendrer trop de frustrations...

Aujourd'hui, nous allons vous donner des conseils pour vous aider à gérer cette situation, afin que vous puissiez rester sur la bonne voie sans avoir à cuisiner des repas différents !

Au menu : du bon pour tous !

- **Essayez de faire en sorte que tout le monde profite du même repas.** Donnez la priorité aux aliments que vous avez choisi de préparer et partagez-les en famille.
- **Les recommandations de réduction des sucres ajoutés s'appliquent à tous,** vous n'êtes pas seul à devoir modérer votre consommation. Toute votre famille profitera du fait de terminer ses repas avec des fruits frais ou un yaourt, réservant les desserts sucrés au week-end.
- **Manger plus de légumes est bon pour tout le monde.** Il n'y a pas de restrictions selon les âges !
- **Mettez l'accent sur la saveur et la couleur avec l'ajout d'herbes et d'épices,** de « bon gras » (modérément) comme l'huile d'olive pour une petite saveur « légère et gourmande ».

Des idées de repas sains et bons pour tous

Vos repas doivent contenir une forme de protéines, des glucides (céréales ou pommes de terre) et des légumes. Il est important de suivre cette diversité le plus souvent possible, car les légumes sont généralement oubliés, ce qui entraîne des portions trop importantes de céréales.

-1-

Transformez un bol de pâtes en le servant avec une salade (ou, si vous n'avez pas de légumes frais, d'épinards congelés) et ajoutez des tomates et du thon avec un filet d'huile d'olive !

-2-

Un sandwich ? Passez au pain complet, variez les sources de protéines (houmous, fromage, viande ou poisson) et ajoutez une généreuse poignée de feuilles de salade.

-3-

Pas de légumes dans votre plat ? Essayez de limiter vos portions et de terminer votre repas par une généreuse portion de fruits frais.

-4-

Les soupes et les salades devraient devenir vos meilleurs amis ! Ils contiennent un minimum de 2 à 3 portions de légumes par portion, remplissent l'estomac et sont faciles à adapter pour tous les goûts. Un bol de soupe avec du pain, de la salade et du fromage est un souper parfait. Une salade en plat principal qui comprend un mélange coloré de légumes, des aliments riches en protéines et des glucides est un repas complet.

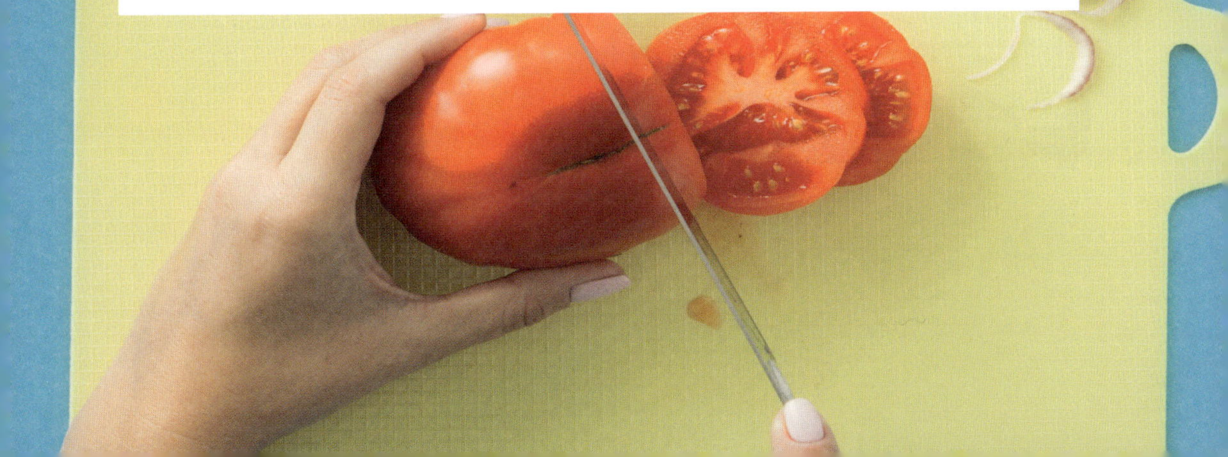

Jour 22

mes ASTUCES

FAST-FOOD POUR TOUS ?

Tous les membres de votre famille exigent un fast-food et l'option salade vous semble aussi attrayante qu'une promenade en novembre sous une pluie torrentielle ? Oui, vous pouvez prendre le hamburger, mais zappez les frites, prenez quelques crudités et finissez votre repas avec des fruits.

Je bouge

Allongez-vous sur le dos, bras le long du corps, paumes vers le sol et levez vos jambes tendues à un angle de 45 degrés. Levez légèrement la tête, le cou et les épaules.

En gardant les jambes droites, pointes de pieds tendues, baissez une jambe puis remontez-la au même niveau que l'autre. Alternez ainsi chaque jambe en vous concentrant sur l'engagement de votre corps. Visez 100 battements, 50 de chaque côté !

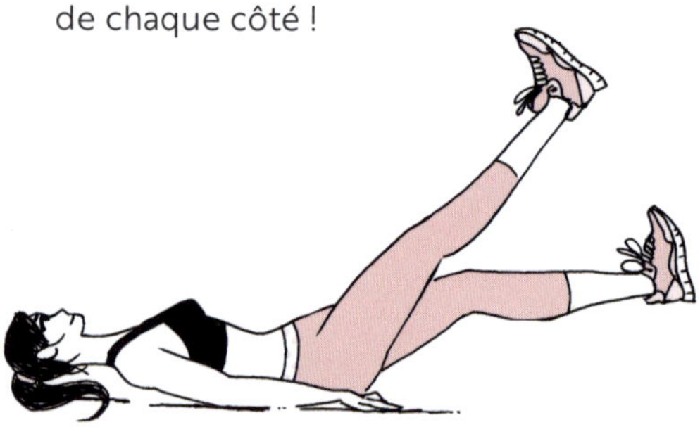

menu DU JOUR

PETIT DÉJEUNER

Porridge anglais : 40 g de flocons d'avoine + 10 g de raisins secs +150 ml de lait

DÉJEUNER

8 tranches de sashimi
(pas de riz)
1 soupe miso
Salade de chou

Dessert décalé
1 yaourt nature + 1 fruit

DÎNER

Poulet pané

Recette rapide

POULET PANÉ POUR TOUTE LA FAMILLE

Temps de préparation
10 minutes
(avec 1 heure de trempage)

Cuisson
35 minutes

Ingrédients (3 à 4 portions)
3 escalopes de poulet
Lait fermenté
2 œufs
4 grosses tranches de pain complet
Le zeste de 1 citron
1 poignée de graines de sésame
2 à 3 brins de persil finement hachés
1 doigt de parmesan râpé ou de comté
½ c. à c. de paprika
Huile d'olive
Sel et poivre

Une recette qui plaît à tout le monde !

- Coupez chaque escalope de poulet en 4 ou 5 morceaux. Placez-les dans un bol et versez suffisamment de lait fermenté pour les recouvrir. Assaisonnez de sel et de poivre et laissez mariner au moins 1 heure.
- Une fois que le poulet a fini de mariner, préchauffez le four à 200 °C. Préparez l'enrobage de chapelure en mixant le pain pour l'émietter. Ajoutez le zeste de citron, les graines de sésame, le persil, le fromage et le paprika. Salez et poivrez. Dans une assiette creuse, battez les œufs.
- Trempez un morceau de poulet dans les œufs battus, puis dans la chapelure. Placez-le sur une plaque à pâtisserie et répétez l'opération avec le reste du poulet. Mettez à cuire au four pendant 15 minutes jusqu'à ce que la chapelure soit légèrement grillée et que le poulet soit bien cuit.

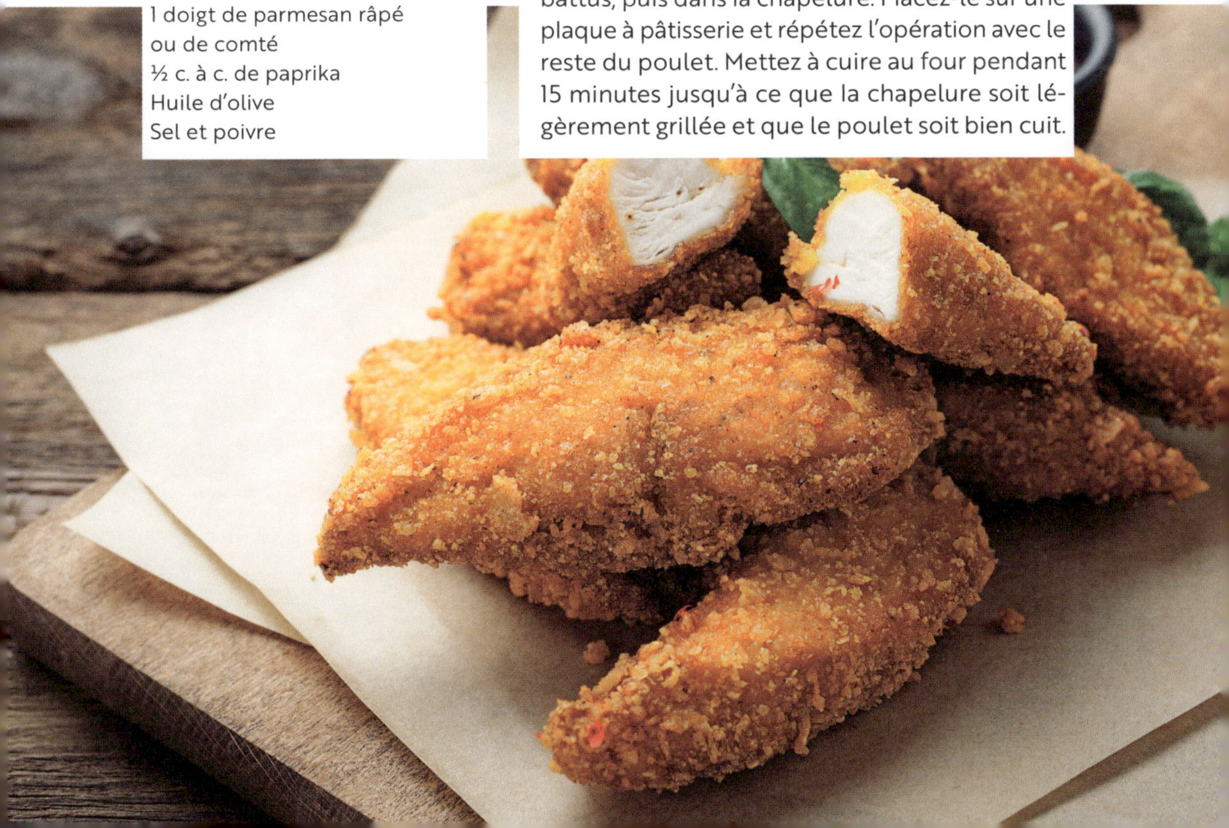

Jour 23

BIEN SE NOURRIR AU TRAVAIL

Sur le lieu de travail, nous consommons au moins 50 % de notre apport énergétique, mais sans planifier nos repas ! Or, pour les « cols blancs », le travail mental ne brûle pas d'énergie, alors que les calories absorbées comptent, elles !

Aujourd'hui, nous allons vous donner quelques stratégies pour améliorer vos choix alimentaires au travail afin de rester sur la bonne voie.

Pourquoi boulot et embonpoint sont souvent bons copains ?

- **Hydratez-vous.** Les environnements de travail sont souvent surchauffés, ce qui peut provoquer de la fatigue et une focalisation sur la nourriture. Prenez l'habitude de boire un verre d'eau avant de manger.
- **Évitez les repas lourds.** Attention aux tentations de la cantine, résistez aux pâtisseries qui peuvent contribuer au coup de barre du milieu d'après-midi.
- **Faites une pause.** Si vous sentez que vous perdez en concentration, plutôt que de chercher de la nourriture, sortez respirer !
- **Stratégies de remplacement.** Si vous avez besoin de grignoter et que le stress ou la fatigue en sont plus responsables que la faim, choisissez des aliments à volume élevé et à faible densité tels que des carottes et des radis.

ZOOM sur

MA BOÎTE À LUNCH

Apporter son propre déjeuner au travail est une solution idéale. Ce n'est peut-être pas possible de le faire tous les jours, mais cela vous permet d'économiser de l'argent et de faire un meilleur choix d'aliments.

1 boîte de thon égoutté + 1 grande poignée de haricots verts cuits + 1 poignée de tomates hachées + 1 poignée d'olives + 1 oignon haché + basilic frais.

1/2 boîte de pois chiches cuits égouttés + 1 courgette hachée + 3 tomates séchées + 1/2 avocat + 1 poignée d'épinards.

1/2 boîte de lentilles cuites + 2 tranches de viande des Grisons + 1/2 bulbe de fenouil haché + 1 grande poignée de petits pois décongelés.

1 poignée de crevettes roses cuites + 1 carotte et 1 courgette coupées en julienne + 1/2 mangue coupée en dés + 2 c. à c. de noix de cajou + menthe fraîche + jus de 1 citron vert.

1/2 paquet de tofu fumé + 80 g de chou rouge haché + 1 carotte râpée + 2 c. à c. d'amandes concassées + 1/2 pomme râpée + persil frais.

---

1 filet de poulet cuit + 4 c. à s. de quinoa cuit + légumes conservés dans l'huile (poivrons/courgettes/aubergines) + 5 olives hachées.

Jour 23

Éclatez votre déjeuner

Si vous avez eu un plat principal satisfaisant, avez-vous vraiment besoin de manger un dessert tout de suite ? Gardez-le pour la collation de l'après-midi. Si vous avez besoin de quelque chose de sucré, vous pouvez prendre un carré de chocolat noir avec votre café, et emporter un fruit avec des noix ou un yaourt pour plus tard.

Je bouge

Allongez-vous sur le dos, les mains derrière la tête (sans la tenir), abdos serrés. Levez les jambes (tendues) au-dessus de votre bassin et écartez-les. Puis relevez le buste et resserrez les jambes. Tenez la position 1 à 2 secondes, puis revenez lentement à la position de départ : buste descendu, jambes écartées. Expirez dans la montée, inspirez dans la descente.

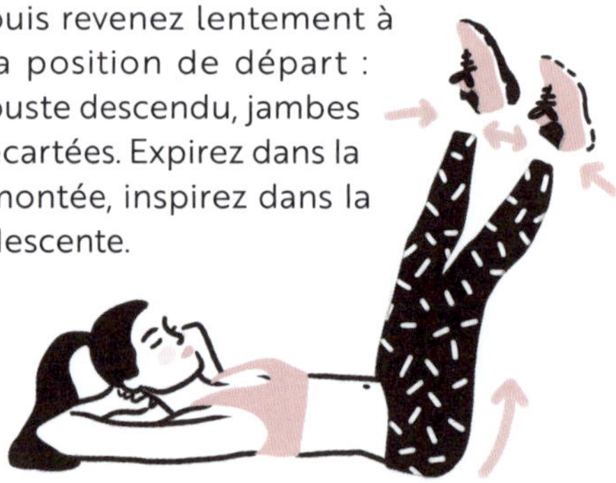

menu DU JOUR

PETIT DÉJEUNER

Granola maison

DÉJEUNER

Salade de pâtes au poulet

COLLATION

Barre de céréales à la banane

DÎNER

Soupe aux carottes et lentilles
Salade verte

Recette rapide

BARRES DE CÉRÉALES À LA BANANE

Temps de préparation
10 minutes

Cuisson
30 minutes

Ingrédients (10 à 12 barres)
Huile
3 c. à s. de purée d'amandes
2 c. à s. de miel
2 tasses à café d'avoine
1 c. à s. de graines de tournesol
1 c. à s. de graines de citrouille
1 c. à s. de graines de sésame
3 grosses bananes mûres, écrasées
2 c. à s. de pépites de chocolat noir ou d'abricots secs hachés (facultatif)

Avec leur combinaison de fibres, de protéines et d'acides gras oméga-3, elles sont parfaites pour le dessert ou une collation, et bien plus saines que tout ce que vous pourrez acheter !

- Préchauffez le four à 180 °C. Avec un peu d'huile, graissez un moule à gâteau carré de 20 cm de côté. Faites fondre la purée d'amandes et le miel ensemble dans une petite casserole, à feu moyen, jusqu'à ce qu'ils soient liquides. Retirez du feu et ajoutez la purée de bananes.
- Mettez tous les autres ingrédients dans un grand bol. Versez-les sur le la purée d'amandes, le miel et la banane. Mélangez jusqu'à obtenir une pâte collante. Transférez le mélange dans le moule à gâteau en pressant bien. Mettez à cuire au four pendant 20 à 25 minutes. Laissez refroidir avant de couper en carrés.

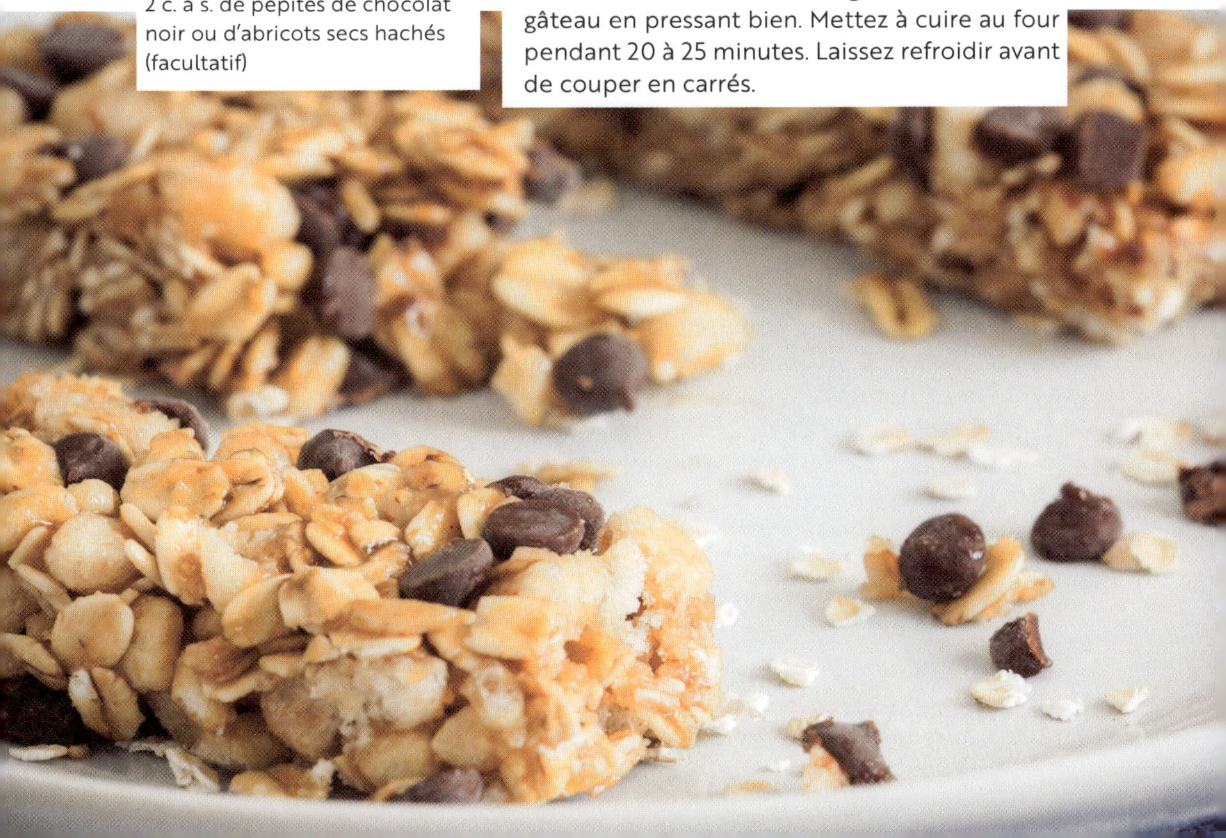

Jour 24

GOÛTERS ET APÉROS – MÊME PAS MAL !

Il est relativement facile de s'assurer que les trois repas principaux de la journée sont équilibrés. Il y a toutefois d'autres occasions où nous pouvons être amenés à manger : le goûter et l'apéro. L'ultime combinaison sucrée/salée à laquelle il peut être impossible de résister !

N'ayez crainte, à partir d'aujourd'hui, vous allez pouvoir gérer ces occasions sainement en mettant en pratique nos recommandations et nos conseils !

Il est où le problème

- **Peu d'options saines.** Biscuits ou pâtisserie au goûter, chips et charcuterie à l'apéro... On peut faire mieux !.
- **No limit !** Les goûters et apéritifs sont des sources d'aliments de faible volume et de haute densité qui obtiennent un score nul sur l'échelle de satiété.
- **Manque de repère visuel.** L'assiette sert de guide visuel sur la quantité de nourriture avalée. Sans assiettes, il est difficile de savoir combien de poignées de chips ou de tranches de charcuterie nous avons mangées.

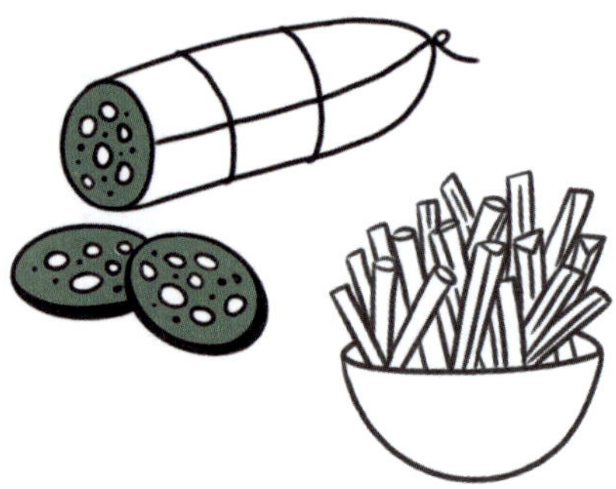

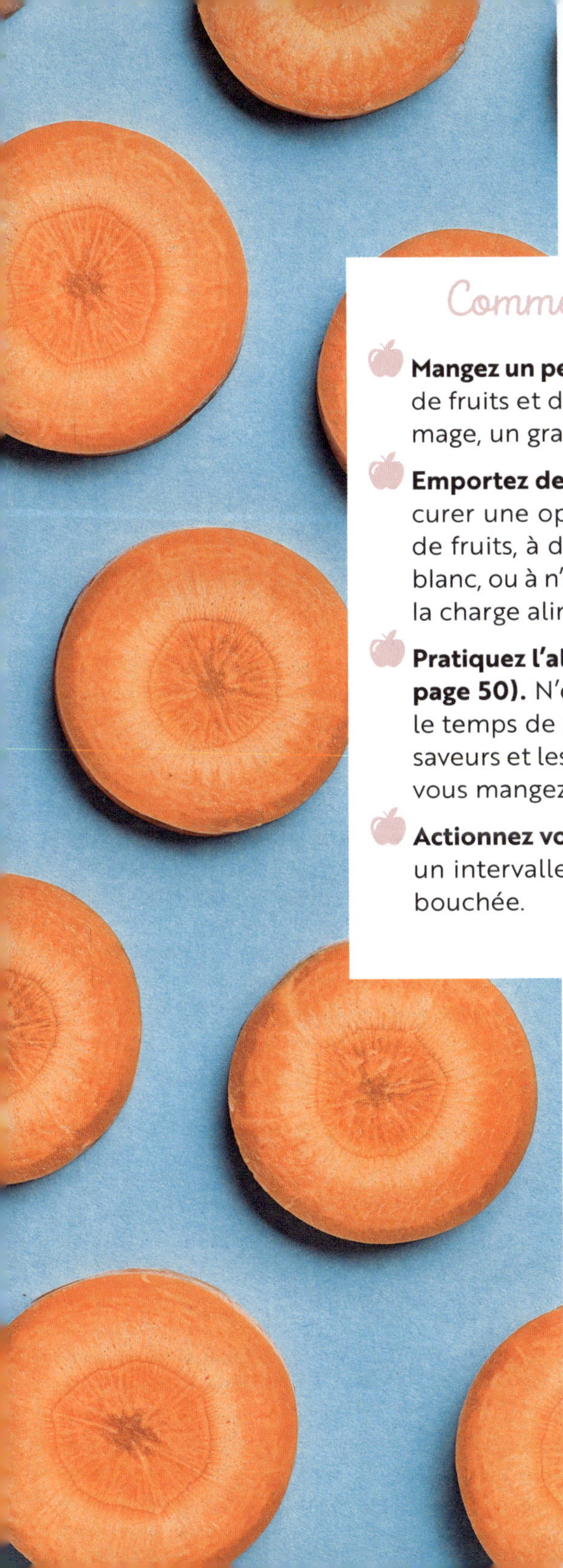

Comment on le contourne ?

- **Mangez un petit quelque chose avant !** Une poignée de fruits et de noix, un yaourt, une tranche de fromage, un grand verre d'eau…
- **Emportez de la nourriture.** Le but est de vous procurer une option plus saine. Pensez à une salade de fruits, à des crudités et leur sauce au fromage blanc, ou à n'importe quel aliment pouvant alléger la charge alimentaire !
- **Pratiquez l'alimentation en pleine conscience (voir page 50).** N'engloutissez pas les aliments, prenez le temps de mâcher et de vous concentrer sur les saveurs et les textures. Ralentir la vitesse à laquelle vous mangez vous aidera à manger moins.
- **Actionnez votre « bouton pause ».** Essayez d'avoir un intervalle d'au moins 5 minutes entre chaque bouchée.

mes ASTUCES

Idées de goûters :

- 1 bol de salade de fruits
- 4 tranches de pomme à la purée d'amandes
- 1 barre de céréales (idéalement faite maison, voir page 105)
- 1 boule d'énergie
- 1 poignée de fruits déshydratés
- 2 galettes de riz au fromage crémeux

Jour 24

mes ASTUCES

Idées d'apéros santé :

- 1 Crudités et dips à base de légumes ou de poisson
- Légumes rôtis au four
- Chips de chou kale ou de chou-fleur
- Rouleaux de laitue farcis de crevettes et de dés de mangue
- Pop-corn

Je bouge

Posez vos fesses sur vos talons et tendez les bras devant vous, la tête et les bras au sol. Respirez à fond 10 fois.

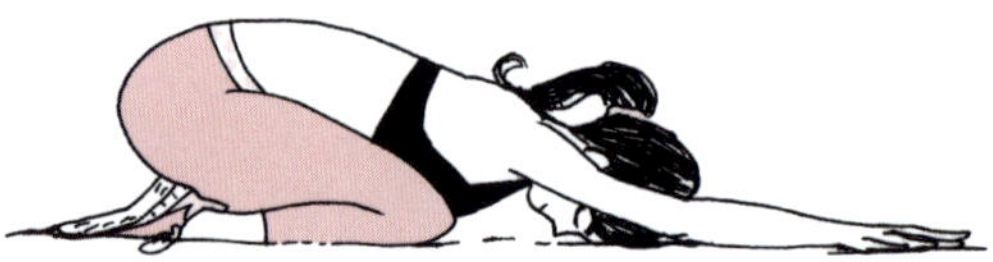

menu DU JOUR

PETIT DÉJEUNER

1 œuf sur une tranche de pain complet avec une tomate tranchée

DÉJEUNER

Salade de quinoa aux crevettes

COLLATION

1 fromage blanc avec 1 fruit et une poignée de noix

DÎNER

Poisson de votre choix
Salsa de tomates et croustilles de pain pita

Recette rapide

SALSA DE TOMATES ET CROUSTILLES DE PAIN PITA

Temps de préparation
10 minutes

Ingrédients (3 à 4 portions)
5 tomates moyennes, pelées et hachées finement
½ oignon rouge, haché très finement
1 petite gousse d'ail hachée
1 petit filet de vinaigre de vin blanc
Jus de 1 citron vert
½ c. à c. de poivre de Cayenne ou de chili frais
½ bouquet de coriandre, haché grossièrement
Sel et poivre
3 pains pitas complets
1 pincée de paprika fumé
Huile d'olive

Léger, épicé et plein de saveur, ce plat offre un croquant ultra-satisfaisant grâce au pain pita.

- Mélangez tous les ingrédients pour la salsa et mettez au réfrigérateur jusqu'au moment de servir.
- Préchauffez le gril. Ouvrez les pains et arrosez-les d'un peu d'huile et de paprika fumé. Laissez griller de 1 à 2 minutes de chaque côté jusqu'à ce qu'ils soient dorés et croustillants.
- Vous pouvez ajouter du maïs doux ou de l'avocat à la garniture. Cette recette se marie très bien avec du poisson grillé.

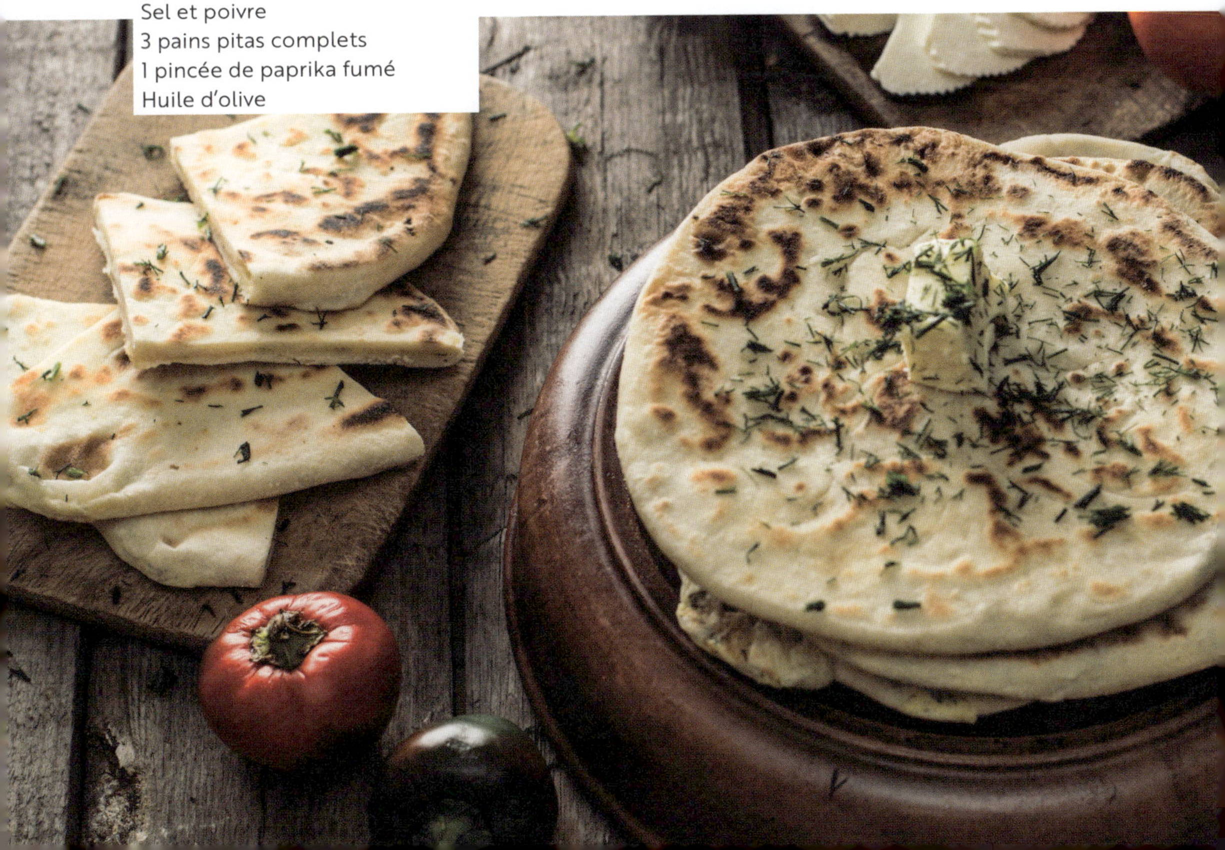

Jour 25

SOS, J'AI UN DÎNER !

Demandez à n'importe qui ce qui est le plus difficile à gérer concernant la perte de poids, l'épreuve des dîners entre amis arrive en tête de liste. Avez-vous besoin de vivre en ermite ou est-il encore possible de savourer des repas conviviaux ?

Détendez-vous. Vous n'avez pas besoin de vous défiler et nos conseils d'aujourd'hui visent à vous aider à trouver une stratégie pour rester sur la bonne voie. Conjuguer perte de poids et dîners sympas, c'est possible !

Avec des amis

- **Faites l'impasse sur l'apéritif…** sauf s'il s'agit d'un apéritif dînatoire !
- **Osez rompre avec les conventions :** les recettes n'ont pas besoin d'être pleines de crème et de beurre pour être délicieuses.
- **Prenez des petites portions de tout…** sauf des légumes !
- **Le repas doit être centré sur les amis, pas sur la nourriture !** Que recherchez-vous en priorité : le plaisir de manger ou celui de passer du temps en compagnie de personnes que vous appréciez ?

ZOOM sur

DES FRUITS POUR LE DESSERT

Dessert des îles
Mélangez de la mangue et de l'ananas avec une cuillerée de yaourt à la grecque. Servez cette recette parsemée de menthe fraîche et de noix de coco râpée.

Duo d'automne vanillé
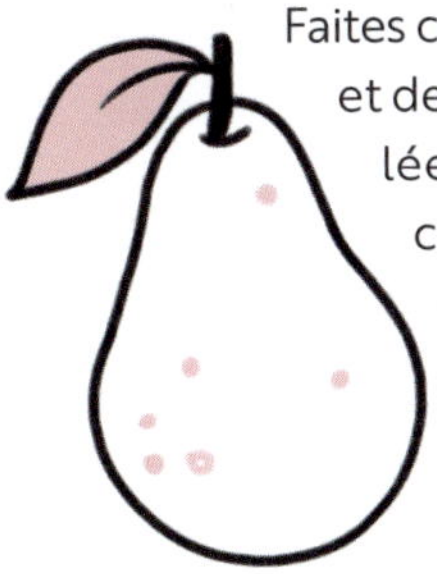
Faites cuire au four des pommes et des poires tranchées et pelées avec un bâtonnet de cannelle et un peu de jus d'orange. Servez avec du fromage ricotta mélangé à de l'essence de vanille.

Fondue vitaminée
Faites fondre délicatement du chocolat noir avec de la crème et du sirop d'érable. Trempez-y des fruits frais coupés en morceaux.

Salade de fruits exotiques
Préparez un thé vert, puis réduisez-le en le faisant bouillir dans une casserole et en ajoutant un peu de sirop d'érable. Ajoutez des litchis en boîte, des framboises fraîches, des graines de grenade et parsemez de basilic fraîchement haché.

Jour 25

Au resto

Si vous y mangez souvent, limitez les dégâts en choisissant, une fois par semaine, entrée + plat OU plat + pain OU plat + boisson OU plat + dessert (mais pas entrée + pain + plat + dessert + boisson !). Pour les autres repas au restaurant, choisissez juste un plat : zappez l'entrée, les boissons et le pain. Pourquoi ? Parce que, même si vous avez commandé un repas léger comme du poisson et des légumes, il contiendra plus de calories que si vous l'aviez préparé à la maison, en raison de l'assaisonnement et du mode de cuisson.

Je bouge

Allongez-vous sur le dos, les genoux fléchis et les pieds posés au sol. Les bras sont allongés, paume vers le bas de chaque côté du corps. Respirez profondément. Sur une expiration, commencez doucement à lever vos hanches vers le ciel. Gardez vos cuisses et vos pieds parallèles et pressez votre poids uniformément sur les deux pieds. Maintenez cette position pendant 3 respirations et, en expirant, ramenez lentement votre colonne vertébrale au sol. Répétez 3 fois. Cet exercice est excellent pour étirer doucement la colonne vertébrale.

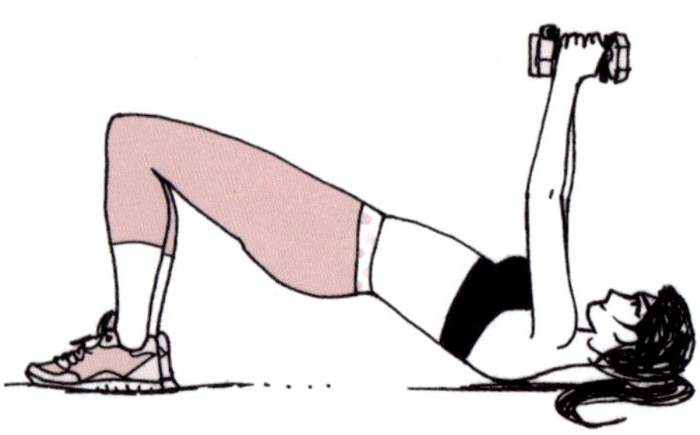

menu DU JOUR

PETIT DÉJEUNER

Du pain de seigle tartiné de purée d'amandes avec des tranches de banane

DÉJEUNER

Steak haché ou végétal
Salade mixte

COLLATION

1 gâteau de riz avec des pommes tranchées

DÎNER

Cocotte de poulet à la moutarde

Recette rapide

COCOTTE DE POULET À LA MOUTARDE

Temps de préparation
10 minutes

Marinade
12 heures

Cuisson
45 minutes

Ingrédients (4 portions)
8 cuisses de poulet sans peau ni os

Marinade
2 c. à s. de moutarde de Dijon
2 c. à s. de moutarde en grains
2 c. à s. de ketchup
1 gousse d'ail écrasée
1 c. à s. d'huile d'olive
2 c. à c. de cassonade
1 c. à s. de sauce soja
2 grosses poignées de champignons tranchés
Estragon frais haché

C'est un excellent plat de fête. Suggestion de menu complet : salade de fromage de chèvre chaud et de tomates rôties en entrée, puis cette cocotte avec de la purée de céleri-rave en plat principal, et enfin des pommes au four farcies aux dattes et aux noix pour le dessert.

- Mélangez tous les ingrédients de la marinade. Mettez les cuisses de poulet dans un saladier et versez dessus la marinade. Laisser mariner toute la nuit.
- Chauffez le four à 200 °C, placez le poulet avec sa marinade et les champignons tranchés dans une cocotte fermée et mettez à cuire au four pendant 45 minutes, jusqu'à ce que le poulet soit bien cuit et tendre.
- Saupoudrez d'estragon haché avant de servir.

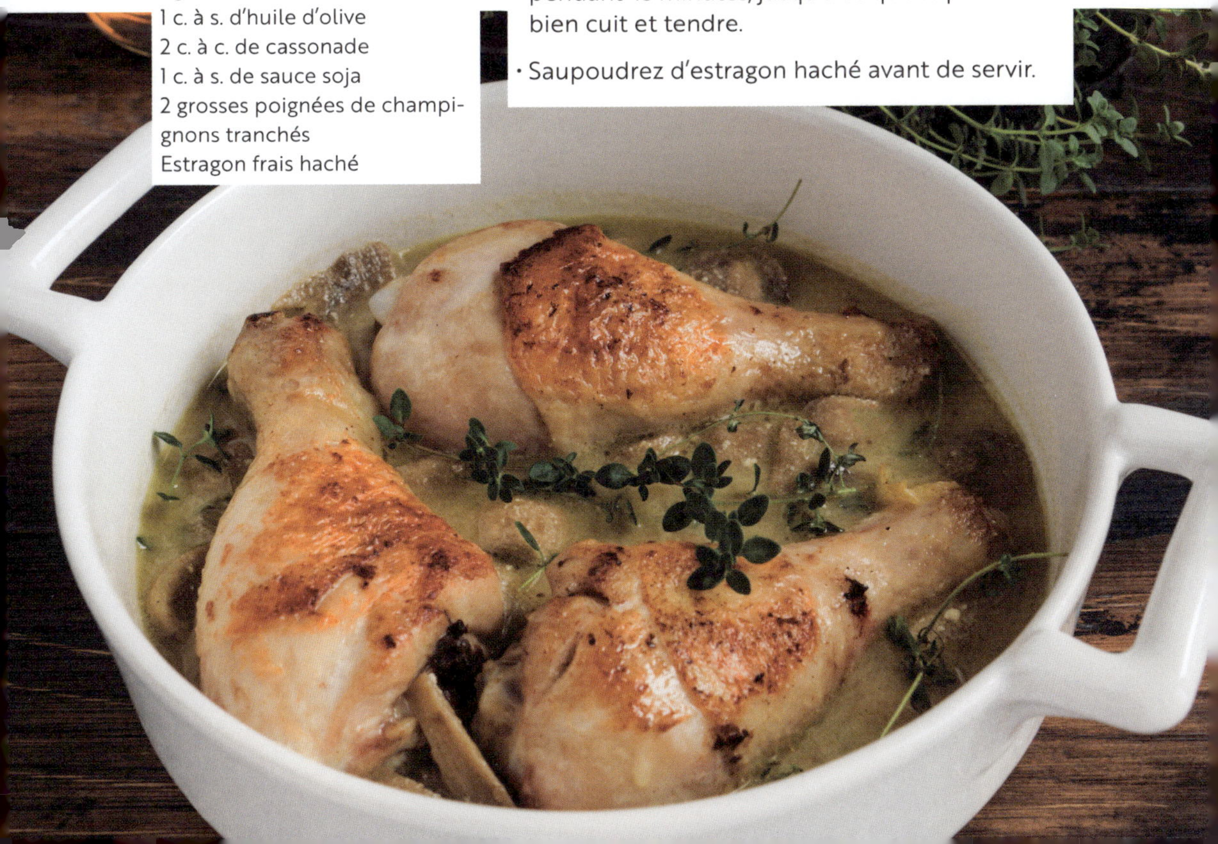

Jour 26

HELP, C'EST LES VACANCES !

Les vacances, c'est bien pour faire une pause ? On oublie les contraintes, professionnelles, domestiques et… alimentaires ! Mais est-ce compatible avec une maîtrise du poids sur le long terme ? Comment profiter pleinement de ses congés tout en ne ruinant pas ses efforts ?

Aujourd'hui, nous détaillerons un certain nombre de stratégies pour vous assurer de maintenir votre objectif de poids.

« Aïe, les vacances ! » dit la balance.

- **La recherche du plaisir.** Les vacances, c'est une façon de se récompenser d'avoir bossé si dur. Le problème est qu'il est plus facile de se récompenser avec de la nourriture que de trouver des façons non alimentaires de se détendre.
- **La conviction que l'on est plus actif physiquement pendant les vacances.** C'est formidable de passer la journée à marcher, mais ce n'est pas suffisant pour compenser le fait de manger deux fois plus de nourriture que d'habitude !
- **Plus de difficultés pour planifier et s'organiser.** Les repas des vacances sont plus irréguliers, pris à des moments différents.

ZOOM sur

LE BUFFET *ALL INCLUSIVE* DES VACANCES

Nourriture illimitée et beaucoup trop de choix ! Comment ne pas affoler l'aiguille de sa balance ?
Allez, on respire un bon coup et on se focalise sur l'essentiel !
Organisez votre repas autour des légumes, qui doivent représenter au moins 50 % de votre assiette.
Attention aux pièges, car toute salade à base de céréales (riz, couscous ou pâtes) compte comme un glucide, et non comme un légume.
Ensuite, ajoutez un aliment riche en protéines, au moins 25 % de votre assiette. Cela peut être du poisson, de la viande, du poulet, des lentilles, des haricots. La quantité totale de protéines est à peu près de la taille de la paume de votre main.
Puis une portion modérée de glucides.
Essayez de ne pas vous servir une deuxième portion. Soyez honnête, c'est plus de la gourmandise que de la vraie faim ! À moins que vous n'optiez pour les légumes...
Choisissez l'option fruits frais en dessert.

Jour 26

Comment contrôler son poids en vacances ?

- **Prévoyez des moyens autres que l'alimentation pour profiter de votre break !** La priorité est de vous ressourcer et de passer un temps précieux avec vos amis et votre famille.
- **Évitez de grignoter entre les repas.** Tenez-vous-en à votre structure de repas habituelle. Sinon, privilégiez les fruits.
- **Modérez votre consommation d'alcool.** Un verre de vin représente environ 125 kcal, donc, si vous buvez un verre à l'heure du déjeuner et d'autres le soir, c'est autant d'énergie supplémentaire à votre actif.

Je bouge

Mettez-vous debout, en appui sur la jambe gauche légèrement fléchie, le dos droit. Attrapez le devant de votre cheville avec la main droite et tirez pour amener le talon droit en direction de la fesse jusqu'à sentir l'étirement. Contractez bien les abdominaux pour garder le bassin fixe. Les genoux doivent rester collés et le buste droit.

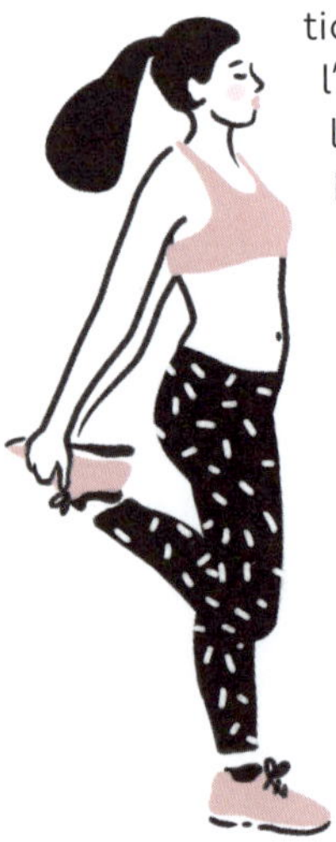

menu DU JOUR

PETIT DÉJEUNER

1 smoothie complet

DÉJEUNER

Poisson de votre choix
Poêlée de légumes

COLLATION

1 barre de céréales maison avec des fruits

DÎNER

Bœuf épicé

Recette rapide

BŒUF ÉPICÉ

Temps de préparation
10 minutes

Marinade
12 heures

Cuisson
45 minutes

Ingrédients (2 portions)
2 steaks de bœuf
Sel et poivre

Sauce
1 échalote
1 branche de basilic frais haché
1 branche de persil frais haché
Zeste râpé et jus de 1 citron vert
2 c. à s. de ketchup
2 c. à c. de sauce aigre-douce
2 petites laitues
1 poignée d'arachides rôties hachées

Ce plat, étonnamment léger, est adapté d'une recette de Delphine de Montalier.

- Mélangez tous les ingrédients de la sauce. Coupez les laitues en quartiers et les disposer sur une assiette plate.
- Assaisonnez le steak et saisissez-le dans une poêle à feu vif pendant 1 minute de chaque côté (plus si vous aimez votre viande plus cuite).
- Retirez la viande de la poêle et laissez reposer 5 minutes. Découpez le steak en 6 ou 8 tranches et déposez-les sur la laitue. Recouvrez avec les arachides et servez avec la sauce épicée.

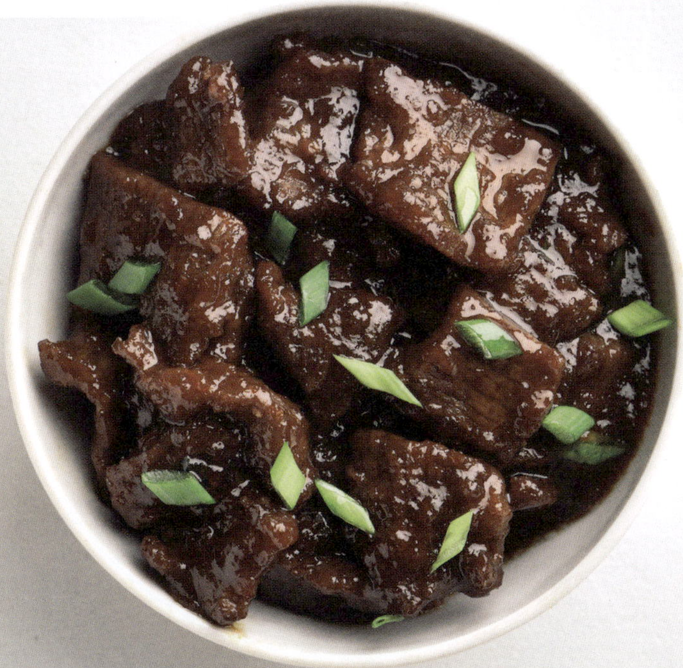

Jour 27

GÉREZ LES COMMENTAIRES DE VOTRE ENTOURAGE !

Dites à quiconque que vous suivez un régime alimentaire et vous recevrez une foule de conseils et d'opinions contradictoires, certains utiles, d'autres moins, certains inspirants et d'autres blessants.

Tenez-vous-en fermement à la stratégie qui vous convient. Pour cela, aujourd'hui, nous allons examiner les tactiques que vous pourrez utiliser lorsque vous faites face à ce genre de situations !

Faites confiance aux experts

Tout le monde a le droit d'avoir une opinion et de suggérer des idées et des stratégies, mais cela ne veut pas dire qu'ils ont raison ! Avant tout, faites-vous confiance pour trouver ce qui fonctionne pour vous et triez les conseils de votre entourage pour séparer le bon grain de l'ivraie. Les conseils qui sont utiles proviennent de personnes spécialisées dans ce domaine, comme des nutritionnistes et des diététiciens, qui seront en mesure de s'appuyer sur des travaux de recherche scientifique démontrant que cela fonctionne !

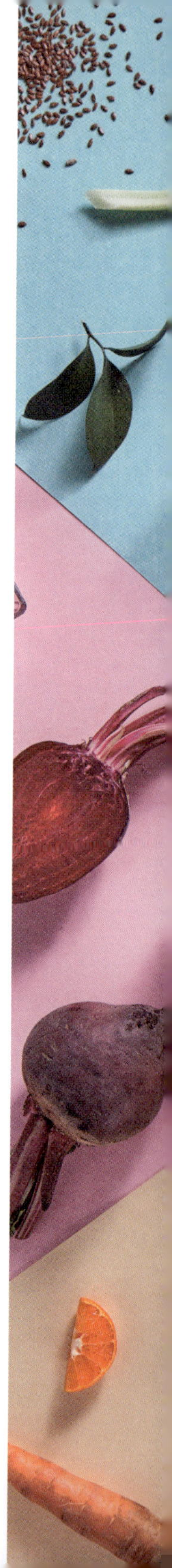

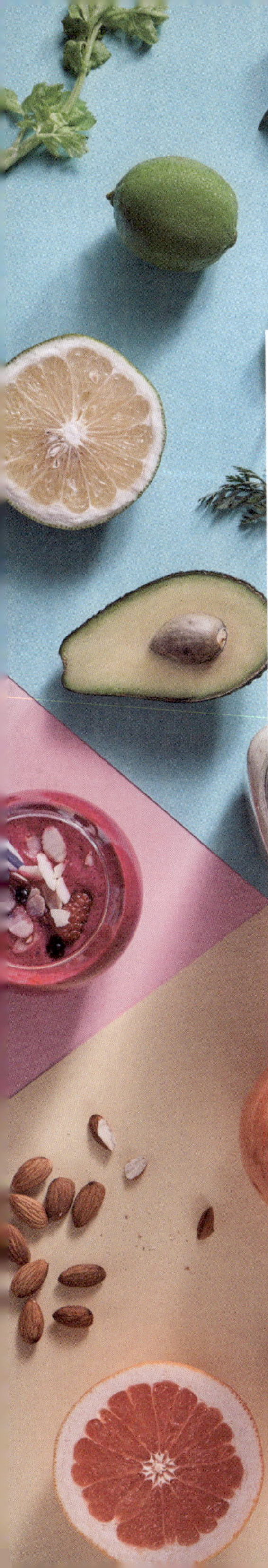

Tactiques utiles

-1-

Ne parlez pas trop de votre régime alimentaire. Tout comme votre poids, votre alimentation est votre affaire. Être discret à ce sujet, du moins au début, peut vous aider à vous protéger contre les opinions déroutantes de votre entourage.

-2-

Changez de sujet. Si la conversation commence à partir dans une direction avec laquelle vous n'êtes pas à l'aise, comme une soirée de copines qui se termine par une discussion à bâtons rompus sur le poids, les régimes alimentaires, etc., vous avez le droit de changer de sujet.

-3-

Répondez de façon appropriée. Il y a un équilibre à trouver entre l'explosion et la défense calme et efficace. Si quelqu'un fait une remarque maladroite au sujet de votre alimentation ou de votre poids, vous pouvez lui expliquer à quel point ce genre de remarque est contre-productif. Si un commentaire est délibérément inapproprié ou désobligeant, alors n'hésitez pas à le dénoncer publiquement – expliquez de façon factuelle ce que vous ressentez, puis passez à autre chose. Cela vous aidera à éviter de manger rageusement votre frustration.

Jour 27

Gardez les commandes

- **Votre poids, c'est votre affaire.** Personne n'a le droit de discuter de votre poids, de le critiquer ou de vous mettre mal à l'aise à ce sujet. Souvent, les gens qui ont tendance à se concentrer de façon obsessionnelle sur le poids des autres le font parce qu'ils s'inquiètent du leur.
- **Tenez-vous-en à ce qui fonctionne pour vous.** Si votre méthode fonctionne pour le contrôle de votre poids, de votre niveau d'énergie, de votre faim et de votre santé, alors il n'est pas nécessaire de la changer !

Je bouge

Allongez-vous sur le dos et les genoux pliés. Vos pieds doivent être à plat sur le sol. Puis, tout doucement, en expirant, laissez vos genoux tomber doucement vers la gauche.

Écartez les bras en croix et tournez la tête pour regarder vers la droite, en gardant les épaules en contact avec le sol.

Profitez de 5 respirations profondes, puis répétez de l'autre côté.

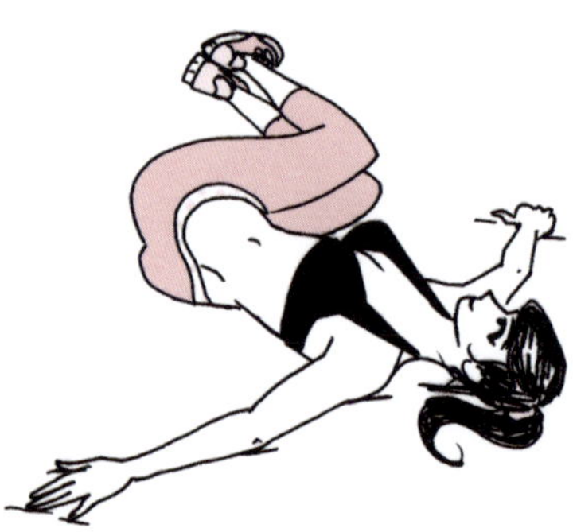

menu DU JOUR

BRUNCH

Œuf cocotte
1 c. à s. de dip aux sardines (100 g de sardines en boîte + 60 g de fromage frais + 1 filet de jus de citron)
150 g de crudités

DÎNER

Canard à l'orange light
Mousse aux abricots

Recette rapide

MOUSSE AUX ABRICOTS

Temps de préparation
5 minutes

Cuisson
10 minutes

Ingrédients (2 portions)
1 généreuse poignée d'abricots séchés
Jus de pomme (ou autre)
125 ml de yaourt à la grecque
½ c. à c. d'eau de fleur d'oranger
1 gros blanc d'œuf
1 c. à s. de pistaches hachées
De la menthe fraîche hachée

Un dessert facile, qui plaît à tous.

- Mettez les abricots séchés dans une casserole et couvrez-les de jus de fruit ou d'eau. Portez à ébullition, couvrez et laissez cuire à feu doux pendant 10 minutes. Faites refroidir, égouttez l'excès de liquide, ajoutez l'eau de fleur d'oranger et mélangez pour obtenir une purée lisse. Ajoutez le yaourt et mélangez délicatement.
- Dans un autre bol, fouettez le blanc d'œuf jusqu'à ce qu'il forme des pics blancs, puis incorporez-le au mélange d'abricots et de yaourt en mélangeant délicatement.
- Juste avant de servir, saupoudrez de menthe et de pistaches.

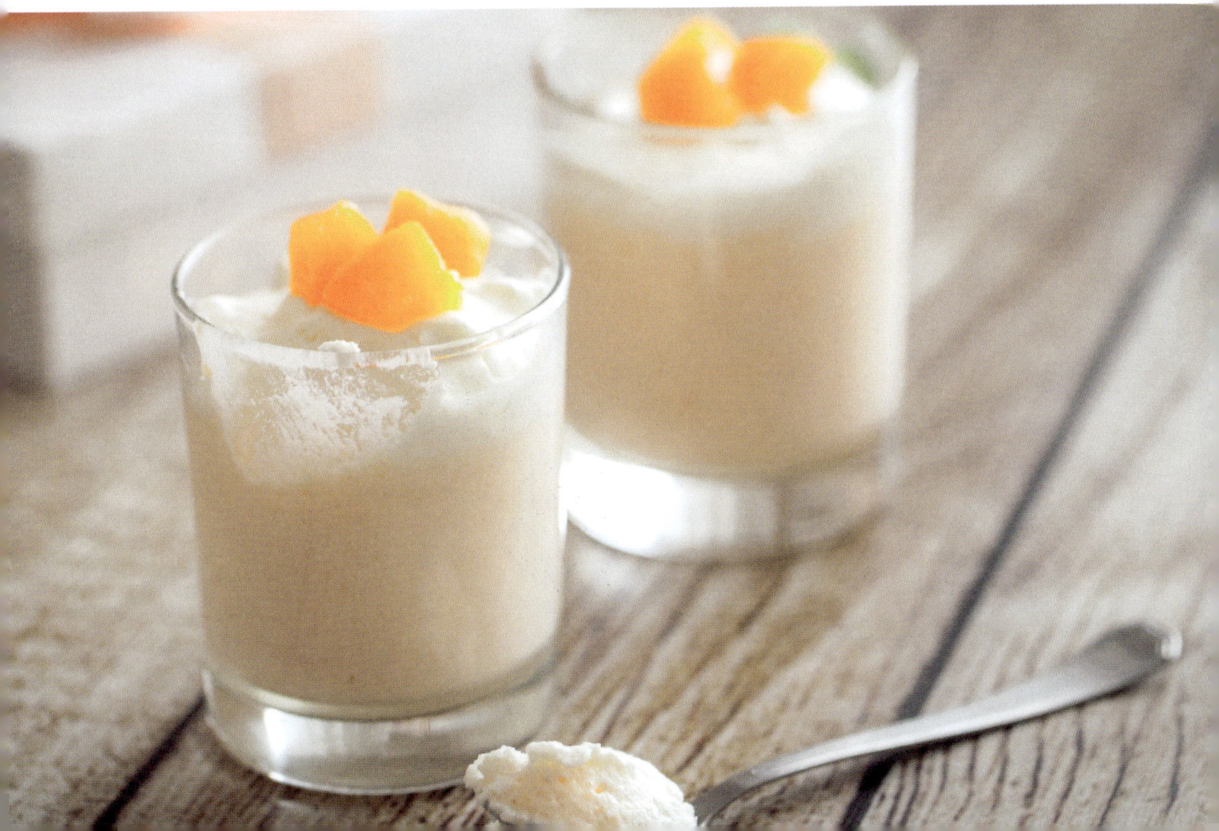

Jour 28

POUR UNE PERTE DE POIDS DURABLE

Vous avez atteint le dernier jour de notre programme : quelle belle réussite !

Au cas où vous auriez peur que l'on ne vous abandonne, n'ayez crainte, nous sommes toujours à vos côtés. Nous allons terminer sur une bonne note, avec des conseils, astuces et techniques supplémentaires pour vous assurer que votre perte de poids est durable.

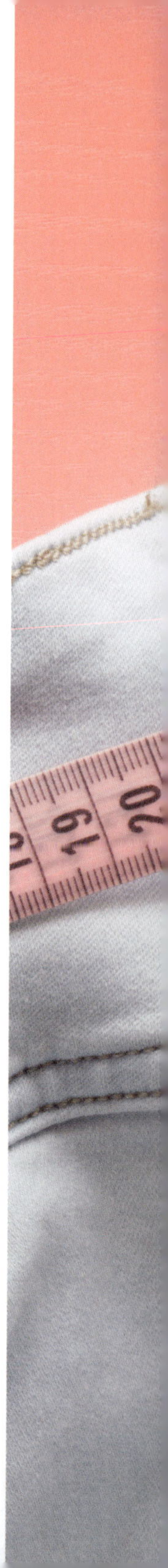

La stabilisation

Si vous avez atteint votre objectif, vous pouvez stabiliser votre poids de plusieurs façons.

1. Gardez exactement les mêmes repas et collations, mais donnez-vous un peu plus de flexibilité en profitant de quelques occasions de prendre un repas plus copieux, ou un dessert et quelques verres.

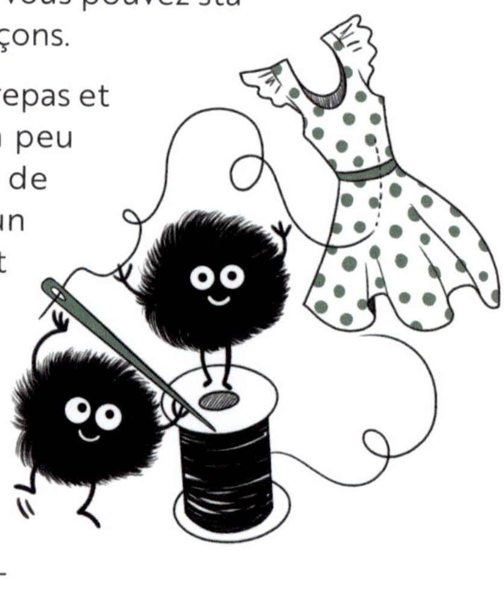

2. Augmentez le contenu énergétique de vos repas, par exemple en ajoutant une tranche de pain au petit déjeuner et en augmentant légèrement la taille de votre portion de glucides de 4 à 6 cuillerées à soupe.

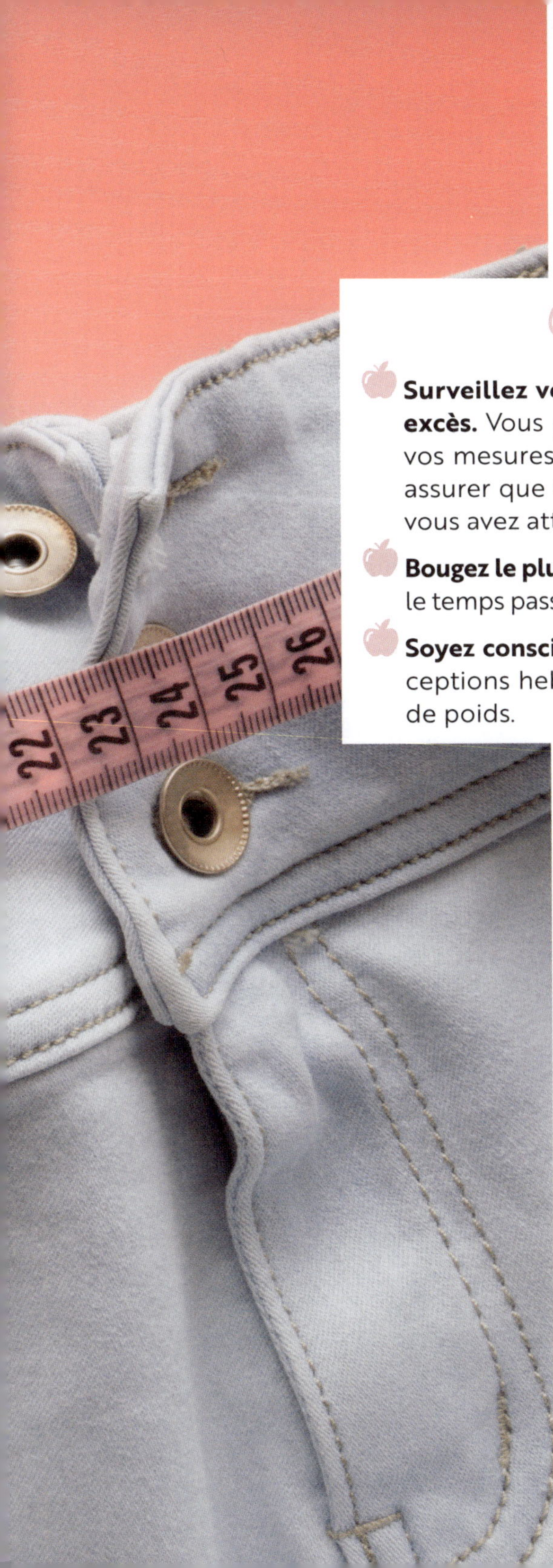

Gardez le cap !

- **Surveillez votre poids régulièrement, mais sans excès.** Vous pouvez utiliser une balance, prendre vos mesures ou utiliser vos vêtements pour vous assurer que votre poids reste stable une fois que vous avez atteint votre objectif.
- **Bougez le plus possible.** Il est essentiel de minimiser le temps passé immobile pour contrôler votre poids.
- **Soyez conscient des « exceptions ».** Plus de 3 exceptions hebdomadaires peuvent causer un gain de poids.

mes CONSEILS

Le programme de mini-réinitialisation consiste à prendre durant quelques jours des aliments naturellement légers et faciles à digérer pour vous aider à vous remettre sur les rails.

Petit déjeuner : fruits légèrement cuits avec une poignée de noix

Déjeuner : poisson grillé aux légumes mélangés

Collation : fruits

Dîner : un grand bol de soupe de légumes

Jour 28

Soyez flexible

Entre orthorexie et lâcher-prise total, il y a un équilibre à trouver. Votre but est de faire un choix sain quand vous le pouvez, mais pas de vous stresser excessivement si ce n'est pas possible, car vous pourrez toujours vous remettre sur les rails par la suite. Cette notion de flexibilité est très importante pour que votre perte de poids soit durable car vous ne pouvez pas vous enfermer dans un style d'alimentation monacal !

Je bouge

Asseyez-vous, la jambe gauche tendue, la droite croisée par-dessus, et remontez le talon de cette jambe en direction de la hanche. Le dos droit, saisissez votre genou droit avec la main gauche, puis ramenez-le doucement en direction de la poitrine. Tournez légèrement les deux épaules vers la droite pour faire face à votre genou. La main droite est posée légèrement en arrière du buste. Alternez de l'autre côté en étirant chaque fessier durant 20 secondes.

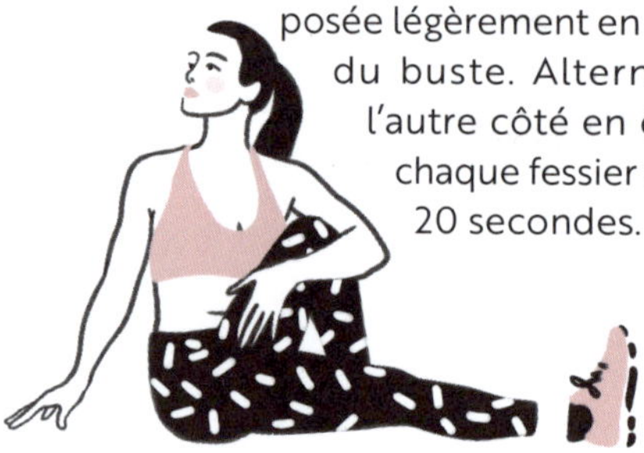

menu DU JOUR

BRUNCH

2 c. à s. de dip aux sardines
2 galettes de riz ou céréales
1 tomate
1 fruit + 1 yaourt

DÎNER

Bouddha bol arc-en-ciel
1 écart de votre choix

Recette rapide

BOUDDHA BOL ARC-EN-CIEL

Temps de préparation
10 minutes

Cuisson
10 minutes

Ingrédients (1 portions)
1 tasse à expresso de couscous
1 tasse à expresso d'eau bouillante
½ petite patate douce, coupée en petits dés
Huile d'olive
½ mangue, coupée en dés
½ avocat, coupé en dés
3 c. à s. de haricots rouges
1 c. à c. de graines de citrouille grillées
Graines germées
De la coriandre fraîche hachée

Vinaigrette
1 c. à c. d'huile
Le jus de ½ citron vert
1 c. à s. d'eau de coco
Sel et poivre

Prenez le temps de rendre ce bol aussi joli que possible parce que vous le méritez.

- Placez le couscous dans un petit bol et versez l'eau bouillante dessus. Couvrez et laissez gonfler l'eau pendant 5 minutes.
- Chauffez l'huile d'olive dans une poêle à feu moyen et ajoutez les dés de patate douce. Laissez cuire pendant 10 minutes en remuant de temps en temps jusqu'à ce que la patate soit tendre. Retirez du feu.
- Disposez les haricots rouges, l'avocat et la mangue par-dessus le couscous. Parsemez le tout des graines germées, des graines de citrouille et de la coriandre fraîche.
- Préparez la vinaigrette et versez-la sur le bol.

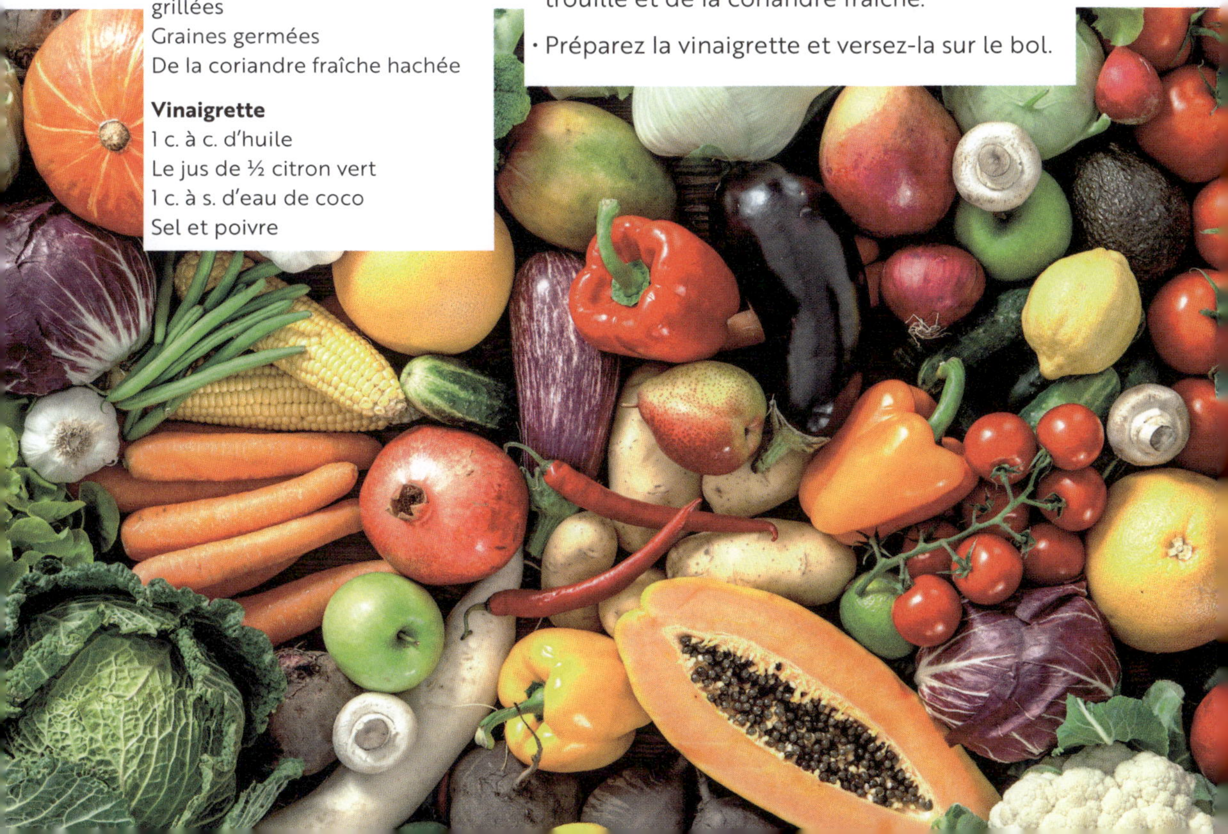

CONCLUSION

Notre objectif était de vous donner une nouvelle perspective et une approche différente de la perte de poids. Notre conviction est que ce sont les petits changements qui font les révolutions ! Si l'on vous demande de trop changer, trop rapidement, cela devient rapidement insupportable et trop difficile à poursuivre à long terme.

Avec Mes Petites Routines, Minceur pour perdre 5 kilos, nous avons été à vos côtés tout au long de votre parcours, vous guidant et vous aidant à intégrer ces ajustements dans votre quotidien.

Si vous lisez cette conclusion, c'est que vous l'avez fait et que vous avez terminé le programme !

Tout ce que nous vous demandons, c'est d'essayer de maintenir ces changements de comportement et de mode de vie et de tirer pleinement parti de la trousse d'outils que nous vous avons remise afin de maintenir un poids santé qui vous convient.

Nous ne pouvons rien demander de plus !

Achevé d'imprimer par Macrolibros pour le compte des Éditions Marabout (Hachette Livre) 58, rue Jean Bleuzen, 92178 Vanves Cedex

Dépôt légal : mars 2020

ISBN : 978-2-501-14818-4

2787049